最新版

生きづらさを解消するイメージセラピー

―セラピー音声付き―

催眠療法士（ヒプノセラピスト）
紫紋かつ恵

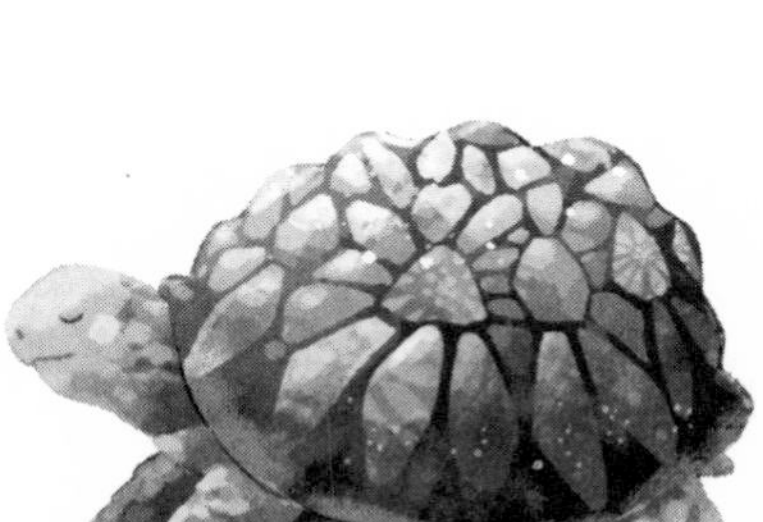

同文舘出版

推薦のことば

波騒（なみざい）は世の常である。
波にまかせて、泳ぎ上手に、
雑魚は歌い雑魚は踊る。
けれど、誰か知ろう、百尺下の水の心を。
水のふかさを。

『宮本武蔵』（吉川英治著）

私たちはこの世の中で、雑魚のように世の中をうまく渡っているかのように振る舞っています。ただ、波に任せることはそう簡単ではありません。波に翻弄されたり、海水を飲み込んだりします。そこから「悩み」が生じます。しかし、その深いところでは誰もが、静寂で穏やかな世界を持っているのです。

催眠療法士である紫紋かつ恵さんは、私たちの悩みである「生きづらさ」をどうしたら解消、癒すことができるのかをテーマとして、この本を書かれています。

生きづらさを抱えて、日々そのことに翻弄されて過ごすか。あるいは、その原因を探して、解決を図るかで、そこには大きな違いがあります。

意識は私たちが生きるすべてを含んでいます。意識が源なのです。その意識をフロイトさんが顕在意識と潜在意識に分けました。本文に詳しく解説されていますが、顕在意識とは、正しいか間違っているかを判断します。潜在意識とは好きか嫌いかの感覚の違いなのです。

この顕在意識と潜在意識がお互いに理解し、和解している時には、私たちは「生きづらさ」を感じないと言われています。この意識の仕組みが図解入りで詳しく解説されていますが、そこを理解することがとても大切です。

この意識の構図が理解できると、「催眠は心理療法の宝庫であり、母胎である」「催眠現象こそ無意識（潜在意識）の世界に通じる王道」という意味がわかるでしょう。

消化器外科医だった私が、50歳代になりガン患者さんの心のケアができないかといろいろな心理療法を勉強した結果、たどり着いたキーワードは「潜在意識」でした。潜在意識につながることにより、私たちの身体にも意識をつなげることができるのだと信じています。私たちの細胞一つひとつに感情と記憶があるのです。その細胞たちと催眠状態でコミュニケーションができるのです。その具体例は子宮筋腫の症例として取り上げられています。

紫紋さんにお会いすると、にこにこ笑顔が溢れていて、ここに書かれているような、さまざまな人生体験を積んで苦労してきた女性にはとても思えません。ご自身が催眠療法に出会い、過去の自分を癒し、ご自身の本来の生き方を自分で気づかれたからに違いありません。その人柄と催眠療法の技術があってこそ、多くの人が紫紋さんに癒されているのです。

この本には、生きづらさから、体のこと、引き寄せについて、さらに、人生そのものについて幅広く、しかも、「イメージセラピー」のスクリプトまでが数多く親切に載っています。

生きづらさ、体の不調、自己実現と多くのジャンルにわたって書かれています。あなたがこの本を手にすると、必ず役に立つページに出会うでしょう。

どうぞ、紫紋さんの体験と数多くのセラピーから得られた催眠療法の世界を味わい、日常生活に役立ててください。

神奈川県横浜市　イーハトーヴクリニック院長・医学博士　萩原　優

最新版の刊行に寄せて

『生きづらさを解消するイメージセラピーCDブック』の刊行から9年。このたび、改訂版の出版という、思いもよらない機会をいただきました。

この本ではじめてお会いする方も、前著からのご縁の方や日頃からつながっている方も、本書を手にお取りくださり、本当にありがとうございます。

ご縁とは不思議なもので、ふとした出会いが人生を変えることもあります。

悩み苦しんでいた時に出会った人や言葉、出来事に救われて生きる希望が出たり、ターニングポイントになったなど、あなたも不思議な体験をしたことがあるかもしれません。

わたし自身、実は出版の2年後、2017年に生死をさまようような大病をしましたが、さまざまな人の助けや最高の医療、不思議な導きやご縁のおかげでこうして命がつながって、また言葉を伝えることができています。

なので、本書があなたにとってのよきご縁となり、あなたが抱える「生きづらさ」が解消されて、本当のあなたらしい人生が見つかるお手伝いとなれば幸いです。

さて、ここ数年は、普段から生きづらさを感じている方にとって、まさに激動の日々だったように思います。特に2020年からの新型コロナウイルス騒動により生き方の変化を迫られた方は多く、気持ちがついていかず、見通しも立たず、大きな不安を抱えた方もいるのではないでしょうか？

わたし自身、一時期は対面でのカウンセリングやセラピーができなくなったことで焦り、不安になったこともありました。慌ててオンラインセッションや講座を取り入れたものの、いくつかの手痛い失敗もありました。

コロナでの自粛中や落ち着いた後は、感情トラブルの相談を多く受けました。仕事に行けない、ストレス発散のスポーツもできない、飲みに行けない、人に会えない、四六時中、テレビで怖いニュースを見ていたことなどで強い不安感、無力感、外出恐怖等で苦しくなった、といったものです。

生きづらさを抱えている方は、そもそも感受性が豊かです。忙しい時は紛れていた、心の奥底にあったネガティブな感情が、外出自粛で強制的に行動を止められたことで炙り出され、ご自身を苦しめている様子でした。

もちろん、悪いことばかりではありません。突然リモートワークに変わったことで、家だと集中して仕事ができることに気づいた方もいました。無自覚だったけれど、実はまわりの影響を受けすぎて思考が疲弊するタイプだったのです。

前著の出版から9年が経過し、「生きづらさ」の認知度が高まって、自覚する人が増えたように思います。

先日、地元の大学の学生さんたちを対象にワークをする機会があったのですが、みんな口を揃えて「生きづらい」と話していて驚きました。優秀でかわいらしく、裕福で海外留学経験もあり、人生の選択肢に恵まれているようでいて、実はとても窮屈そうで、見失った自分らしさや答えを見つけようと、さまよっているようでした。

生きづらさの原因の多くは、過去のトラウマの傷やその時にできたネガティブな思い込み、自分を守るために身につけた生きる術、感受性の豊かさです。

では、生きづらさを解消するとは、どういうことでしょうか？

この本で定義する「生きづらさを解消する」とは、過去のつらいトラウマには気づいて癒すけれど、その生きづらい自分の裏面にある、感受性の豊かさを受け入れて（同時に傷つきやすさも理解し）、ユニークな歩み方の自分を愛し、尊重することであり、自分のスタイルで生きられる場所で幸せに生きましょう、ということです。

生きづらさの原因である傷は癒すけれど、生きづらい自分を愛し、わたしらしく幸せに生きる、がゴールです。

生きづらさを解消するために、生きづらい自分を否定し、社会に順応するために、自分を曲げて治そうとする……なんてやっていたら、本当の自分を見失い、もっとつらくなります。

生きづらさを解消するには、人によっては最初に痛みを伴うかもしれません。今まで信じてきた、いえ、社会やまわりの人の価値観、期待に合わせ、これが正しいと信じ込まされてきた生き方から、本来の自分が望む生き方に変えるからです。あなたが変わろうとすることで、まわりは驚いて、あなたを（もっともな理由で）引き止めるかもしれません。ご自身もはじめは慣れない選択に揺れることもあるでしょう。

けれども、自分が望む生き方を無視してまわりに合わせてしまうと、いつしか不満が溜まり、爆発し、後悔するでしょう。歳を取ってから「本当に望む生き方をしよう」と思っても、体力・気力が衰えて、トライできないこともあります。**時間は有限です。今から自分が望む生き方に変えたほうがいいのです。**

このたび、9年前の拙著の改訂という素晴らしい機会をいただいたので、この激変の時代に合ったものに、さらにこれから10年愛される本にしたいとの思いで書き直したら、5割ほどの加筆修正となりました。

さらに、すべてのイメージセラピー音源の内容を変え、数も増やしました。

近年はスピリチュアルに関する理解が深まり、懐疑的な方は随分減ってきた印象です。医者や学者、アスリートなどの理論的な方でも、神社に参拝したり、占いを積極的に取り入れたりする方が多くなりました。なので、今回はスピリチュアル要素も取り入れ、ハイヤーセルフのイメージセラピーも含めました。

スピリチュアルとは、特別な人だけに備わっている特殊能力や、何か・誰かを信仰して崇めることで救われる、というものではありません。

スピリチュアルとは、自分だけという「我欲、私欲」の生き方ではなく、自分を超えた大いなる存在（ハイヤーパワー）に感謝し委ねつつ、自分やまわりの人や地球環境とのつながりを意識し、助け合う「無我、利他」の精神性だと思っています。

わたしたちは、普段は自覚していなくても、宇宙や太陽、自然、空気などの恩恵を受け、植物や動物の命をいただき、家族のもとで育ち、まわりの人や学校、社会から助けられながら、生かされています。それは、奇跡的なシステムです。

自分を超えた善なる大きな存在（ハイヤーパワー。神や天使などと呼ぶのかもしれません）は目に見えなくても、常に見られ、問われ、サポートを受けながら生きているのなら、その存在に畏怖し、感謝しながら、その期待に応えるような生き方をしていくことが、自分らしい、魂が喜ぶ生き方につながるのだと思います。

あなたは、人知れず抱えてきた「生きづらさ」によって、今までたくさん傷ついてきたと思います。これからもつまずくことがあるかもしれません。ですが、素敵で大切な個性でもあります。そのご自身を癒し、愛し、受け入れて、ご自身らしく生きていくことを、スピリチュアルな存在が、心待ちにしているのだと思います。

どうかこの本が、あなたの生きづらさの解消のお役に立てば幸いです。

はじめに

いつの頃からか、ずっと感じているんです。「何だか生きづらいなぁ」って。最近は何をやっていても楽しくなくて、心の底から笑ったのはいつなのか思い出せないくらいです。

社会人としてはがんばっています。会社や義理の両親からは、「明るくてよく気がつく人」っていうキャラで通っているようです。でも心の中は不満や不安、ネガティブな感情でいっぱいです。

あるとき職場で隣の席の人に「目が笑っていない」って言われて、見破られたって気がしました。それからはみんなが自分を非難しているような気がして、そんなことはないとわかっているのですが、本当にどうしたらいいのかわからなくなってしまいました。

休みの日に友達に誘われても、まわりの人に合わせるのが疲れるから断っているうちに、どんどん友達も少なくなって、本当はみんなと仲よくしたいのに、こんな自分が嫌で仕方がないんです。寂しいし、いつも心はすっきりしないし、もう何もかもがうまくいかないって感じます。

あなたもこんな風に感じていませんか？
この語りは、よくあるご相談をまとめて、わたしが勝手に創作したものです。

ここで少し、わたしのことを紹介させていただきます。
わたしは現在、名古屋市名東区の静かな住宅街で催眠療法士（ヒプノセラピスト）をしています。仕事内容は主に「人の心を癒すお手伝い」です。

催眠療法というと怪しく思われがちですが、癒し効果の高い心理療法のひとつです。催眠という手法を使って、リラックスした状態で潜在意識の中にダイレクトに到達し、過去の記憶を思い出したり、ネガティブな感情を解放することで、気づきとともに癒される、意識の変化が早い、素晴らしい癒しの手法です。

サロンには日々、さまざまな悩みを抱えた方がお越しになります。
男性も女性も、年齢も職業もいろいろ。ご相談も多岐にわたります。

理由のわからない不安を抱えている、過去のトラウマにとらわれて苦しい、がんばりたいのにやる気が出ない、大勢の人といても孤独感を感じる、人の目が気になって仕方がない、お金のメンタルブロックを取りたい、失恋の痛みから次の恋に踏み出せない……など、多くの方に共通しているのが「生きづらい」という感覚です。

ですが、どんな悩みを持っていらっしゃっても、ほとんどの方は、1回～数回ほどの催眠療法により、心はすっきりされ、その後の人生が好転されるようです。

これは、セラピストの力というより、潜在意識を癒すことで得られる効果です。

潜在意識とはとても不思議でパワフルです。うまく利用することで底知れない力を発揮することもできます。ですが、心の傷によって本来の能力が発揮できないのも、潜在意識の仕組みによるものです。

あなたの生きづらさは、潜在意識の中にある過去の傷ついた記憶によるものです。その傷を癒すことによって、あなたは本来の姿を取り戻し、あなたらしい人生を歩むことも可能です。

本書は、その潜在意識を癒すために書きました。

読んでいただくことで、あなたの生きづらさの理由が理解できるでしょう。そして、潜在意識を癒すために、イメージセラピーを５つ用意しています。なぜ５つも用意したかというと、本では実際の催眠療法のようにお一人おひとりの悩みを伺って、その方の状態に合わせて癒しを進めることができないからです。

もちろん実際の催眠療法でも、すべての人の悩みに対応できるわけではありません。向いていない人もいるでしょう。心には形がないので、セラピー中もいつも試行錯誤、クライアントさんが望む結果が得られず、セラピストとして不甲斐ないなぁ、と思う時もあります。

ですが、本書ではなるべく多くの人の心と状態に対応できるようにと、さまざまなアプローチでのイメージセラピーを用意しました。

最初はうまくいかないと感じても、どうかあきらめずにぜひ繰り返し心に向き合ってほしいと思います。

どんなセラピーでも結局はご本人次第、セラピストはお手伝いに過ぎません。いくら催眠の個人セッションでも、ご本人に変わる意思がなければその通りになってしまいます。

変わる意思というよりも、覚悟と言ったほうがいいかもしれません。

わたしは、クライアントさんが過去の傷を癒すことで、自らの中にある愛に気づき、自分らしく歩みだす瞬間が大好きです。自己満足でもありますが、その大好きにたくさん出会えるから、催眠療法士をしているのかもしれません。

人は深く傷つくと、心を守るために自分の中で壁をつくり、その壁の中で身動きが取れなくなることもあります。しかしその過去の傷に向き合い、心を癒すことで、壁は壊れ、縮こまっていた意識は拡張していきます。並行して人生もよりよく変化していくようです。

わたし自身もセラピストになる前は、過去に心に負った傷から、自分を否定し、人生の渦に巻き込まれて生きていました。もう本当に酷い人生を生きていたと思います。ですが何度もその傷に向き合い、癒すことで、心は軽くなり人生は好転しました。

「どうせ自分なんて」「怖いから止めておく」が口癖だったわたしが、セラピストとしてサロンを経営し、出版のチャンスを得られ、こうしてあなたにお届けできているのですから、人生とは奇跡の連続です。

潜在意識を癒すことで得られる変化とは、

・心が軽くなる

・自然な笑顔が増える
・不安感が和らぐ
・苦手意識が少なくなる
・人の目が気にならなくなる
・集中力が上がる
・直感・ひらめきが多くなる
・楽しいと感じる時間が増える
・体が軽くなる、体調がよくなる
・愛する・信じる、ができるようになる
……まだまだあります。

もちろん個人差はありますが、人生ががらりと変わる方も実際にたくさん見てきました。だからわたしは確信を持って、人は潜在意識を癒すことによって、今どんな状況に置かれていようと、いつでも、何歳であっても奇跡的に変われると思っています。あなたにもぜひそうなってほしいと思います。

その変化とは、まるでずっといた暗くて冷たい海の底から地上に上がり、暖かくて明るい南国の砂浜に足を踏み入れたような、新しい次元へのシフトです。

あなたは暖かく光り輝く美しい場所にいるべき人です。

偶然など存在しないと言われています。あなたが本書を手に取ってくださり、こうして読んでいただいていることにはきっと意味があります。

本書や、イメージセラピーによってあなたがご自身の過去の傷に向き合い、自分を許し、癒し、本当のあなたらしい人生を歩めるよう、心から願っています。

出会いに感謝しています。

どうかゆっくりと、読み進めてください。

紫紋　かつ恵

最新版　生きづらさを解消するイメージセラピー●目次

推薦のことば…2
最新版の刊行に寄せて…5
はじめに…12

第1章
あなたの生きづらさは、潜在意識を癒すことで解消します

●生きづらさを感じている人と、生きづらい状況にいる人…30
●生きづらさは潜在意識で感じている…38
●生きづらさは、幼い頃に芽生えます…44
●赤ちゃん時期に得られなかった信頼感（愛着障害）…45
●子どもの頃の心の傷とその対処法（トラウマ）…50

●ネガティブな思い込み（自己肯定感の低さ）… 55
●発達障害… 57
●潜在意識の情報があなたの選択、考え方、行動を決めています… 58
●何をやってもよくならないのは、潜在意識が変わっていないから… 60
●潜在意識を優しく癒す、イメージセラピー… 62
column 1 怒り、嫉妬、悲しみ
――ネガティブな感情が溢れて苦しい時のとっさの対処法… 66

第2章

潜在意識を癒す、イメージの力

●潜在意識をなぜ癒すのか？… 70
●わたしが催眠療法士になったわけ… 73
●潜在意識に働きかける、「催眠療法」とは？… 77
●イメージは誰にでもできます… 84

●成功者もうまくいかない人も、イメージどおりの人生を歩んでいます…90
●イメージする環境の整え方・場の浄化法…92
●イメージをジャッジしない…96
●イメージセラピーのメリット・デメリット…99
column2 人に話を聞いてほしい時のコツ…102

第3章 生きづらさを癒した、勇気ある人たち

●楽しいことをしている時、いつも罪悪感を抱く…107
●大勢の中にいても、いつも孤独感がある…110
●娘のことが心配で仕方がない理由…113
●お金をいただくことに、心のブレーキを感じる理由…118
●耳鳴りの原因は、お父さんの怒鳴り声だった…121

●飲み会に自分だけ誘われなかったことで、イライラ感情が噴出…124
●子宮筋腫が教えてくれた、お父さんへの想い…128
●原因不明のうまく話せない症状から、発表できるようになるまで…133
column3 相手を助けるつもりが、問題が大きくなる「共依存」という病…140

第4章

ありのままの自分を愛し インナーチャイルドを癒すイメージセラピー

●心と体を癒すイメージセラピーの進め方…144
●インナーチャイルドのイメージセラピー…146

TRACK 1

インナーチャイルドを抱きしめるイメージセラピー…149

●インナーチャイルドのイメージセラピーの後に「あれ？」と思ったら…158
column4 NOと言えないのは、バウンダリー（境界線）が曖昧だから…162

第5章

気になる人との関係性を癒すイメージセラピー

●あなたは、人間関係はうまくできていますか？…166
●相手を気にしていても、本当の相手とはつながっていない…167
●わたしたちは集合的無意識でつながり合っている…168
●このイメージセラピーをする上でのルール・注意点…170

TRACK 2

気になる人との関係性を癒すイメージセラピー…175

●大切な相手だからこその「距離感」…181

column5 平和的な道を歩むための、マインドフルネス…182

第6章

体のサインを聞いて自分で体を癒すイメージセラピー

●体の不調・症状は体からのメッセージ…186
●ユニークなイメージで体を癒すイメージセラピー…188
TRACK 3
体のサインを聞いて、自分で体を癒すイメージセラピー…191
column6 催眠療法士（ヒプノセラピスト）の選び方…200

第7章 集中力を上げる「没頭」のイメージセラピー

●子どもの頃の没頭は快楽でした…204
●わたしたちの幸せに必要な、強みへの没頭…205
●子どもは没頭の名人！　ソダテルラボの取り組みについて…208
●没頭と依存は違います…210

TRACK 4
集中力を上げる「没頭」のイメージセラピー…212
column7 ヒプノセラピストになりたい方へ…216

第8章 内なる守り神、ハイヤーセルフからメッセージを受け取るイメージセラピー

●ハイヤーセルフとは、高次元の叡智ある自分のこと…220
●善なる自分として生きるため、高次元の存在とつながる…221
●ハイヤーセルフのイメージセラピーを受ける際の注意点…226
TRACK 5
内なる守り神、ハイヤーセルフからメッセージを受け取るイメージセラピー…229

第9章
生きづらさから、あなたらしく歩む人生へ

●生きづらさから、わたしらしく幸せな人生へ…236
●幸せに生きるためのポジティブ心理学とは？…237
●ポジティブ心理学の、幸せになるための5つの条件「PERMA」…238
●あなたが持っている力は、偉大です…242

おわりに…249
参考文献

カバー・本文デザイン　松好那名（matt's work）
イラスト　西脇エリ

音源には、５つのイメージセラピーが収録されています。

1　インナーチャイルドを抱きしめるイメージセラピー（４章）

2　気になる人との関係性を癒すイメージセラピー（５章）

3　体のサインを聞いて、自分で体を癒すイメージセラピー（6章）

4　集中力を上げる「没頭」のイメージセラピー（7章）

5　内なる守り神、ハイヤーセルフからメッセージを受け取るイメージセラピー（8章）

文章と音声には、一部違いがありますが、効果は変わりません。

なお、車の運転中や危険な作業中に音源を聴くことは絶対におやめください。

第1章

あなたの生きづらさは、潜在意識を癒すことで解消します

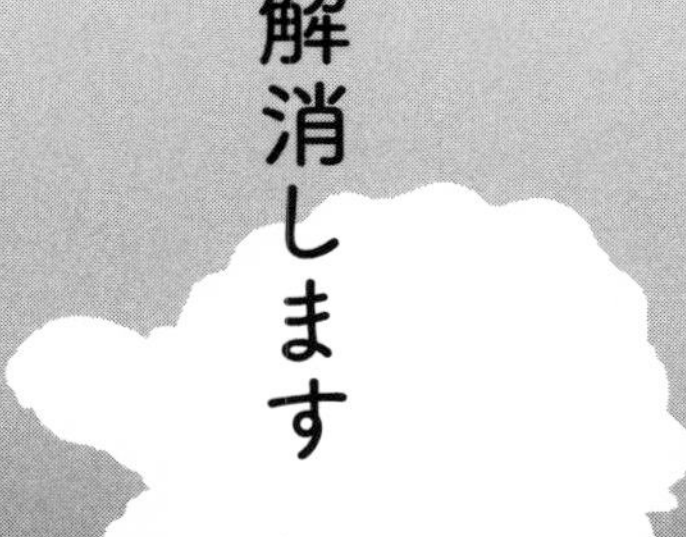

生きづらさを感じている人と、生きづらい状況にいる人

あなたはこんな風に感じていませんか？


「幸せなはずなのに、いつも心は満たされない」

「順風満帆に見られるけど、毎日がしんどい」

「大勢の人といても、いつも孤独感を感じる」

「ダメ男に依存、痛い目にあうのは何度目だろう？」

「友達との関係が苦痛、でもひとりになるくらいなら我慢して合わせよう」

「明るくふるまっているけど、正直疲れた……」


わたしより大変な思いをしている人はたくさんいるし、今まで自分は大して苦労もしていないはず。でもなぜかとても、生きづらい。こんな自分はおかしいのかな？

今まで、よくがんばっていらっしゃいましたね。

本書は、あなたが抱えている「生きづらさ」を癒すことを目的に書きました。

さて、ここで本書を読んでいただきたい対象の方についてお伝えします。

「生きづらさ」は、大きく2つの意味で使われていて、その意味するところは似ているようで違います。

①困難な現実に直面して生きているのがつらい状況にいる人
②理由のない生きづらさを感じている人

①はたとえば、現実がつらい状況下にあって、本当に生きていることをつらいと感じている方です。突然の事故、自然災害・大切な人の喪失、予測しなかった環境の変化、誰かの裏切りや、騒動に巻き込まれるなど……。そんな時、感情は揺れ動きます。悪夢のような状況の渦中や、その後しばらくの間は、死んでしまいたい、生きることに意味を見出せないと感じることもあるでしょう。

困難の最中に本書を手に取ってくださり、ありがとうございます。しかし大変恐縮ですが、そのような方は対象外とさせていただきます。

なぜなら、現実的に生きることがつらい状況下にあるのなら、まずは現状の対処が先だと思うのです。できることを、できる範囲内で進めればいいと思います。ご自身を責めることなく、時には感情を出したり、またやり過ごしたりしながら、その場を生き抜いてほしいと思います。そのうちに、何らかの要因で状況が解決することも、時が心を癒すこともあるでしょう。

そんな困難がおおよそ片づきつつある方や、解決した後で、ネガティブな感情が残って生きづらさを感じているのなら、この本でぜひ心を癒してほしいと思います。

なぜこのようなことを申し上げているのかというと、以前こんなご相談を受けたことがあるからです。「義母の介護に追い詰められて、とてもつらいです。セラピーで何とか心を静めたいのですが、できますか?」。お電話での問い合わせだったのと、深刻な状況に置かれているようでしたので、いらっしゃる前に、まずは現実的な対処をされるようお勧めしてみました。すると結果は大正解でした。行政に相談し、義理のお母様を施設に預けることができた途端、すっかり心が楽になったとのことでした。
この状況で、もしイメージセラピーをされたなら、多少は心が軽くなったことでしょう。ですが、現実的な解決以上の心の軽さは得られなかったと思います。

「妻から毎日のように暴言を吐かれて苦しい。疲れ果てた心を癒したい」とのご相談を受けたこともありました。この方には催眠療法を受けていただいたのですが、実際のところ、セラピーの効果はあまり感じられなかったご様子。ですがその後、奥様の態度に対して、勇気を持ってNOサインを出されたことで、状況は解決に向かったそうです。ご主人の反応に奥様がご自身の心の問題に気づかれ、自らを変えるべくカウンセリングを受けることにしたのだそうです。その後、家族関係は修復され、心は軽くなったとのことでした。

心が苦しいからといって、何でも心を癒せば解消するものではなく、まず現実的な対処が必要な場合もあります。

もし、心の負担になっていたさまざまな出来事の解決が進んだのちに、それでも心が立ち直ることができずに、過去の出来事や感情を引きずってしまい、生きづらさが残るなら、心を癒すために本書は有効です。ですので、この本では、

①理由がわからずに、なぜか生きづらいと感じている方
②理由はわかっているけどどうにもならない、生きづらいと感じている方
③つらい状況の渦中はどうにか越えたけれど、心の生きづらさは残っている方

へお伝えしていきます。

この章の冒頭でも触れましたが、あなたは、こんな「生きづらさ」を抱えてはいませんか？

・人の目が気になって仕方がない
・人に気を使い過ぎて疲れる
・ネガティブな感情が収まらなくなる時がある
・いつも同じパターンの失敗を繰り返している

・過去の失敗経験にとらわれている
・大勢の人といてもひとりぼっちだと感じる
・突然、理由もわからず胸がザワザワ、モヤモヤする時がある
・心の奥ではいつも不安感を抱えている
・何をやっても心が満たされないと感じる
・何もやる気が起こらない
・人を避けているけど、本心ではひとりは寂しいと感じている
・恋人に依存しすぎて、自分を見失う時がある
・好きでもないのに、関係性を断ち切れない
・人前では明るくふるまっているけれど、正直疲れた
・考え過ぎて、頭の中が混乱していると感じる
・このままではいけないとわかっているけれど、行動が起こせない

悩みを誰にも伝えられず、たったひとりで抱えていたのではないでしょうか。

それとも誰かに伝えた時に、「考え過ぎ」「もっと楽しいほうを見ればいいのに」などと言われ、余計に傷ついた経験があるのかもしれません。

「生きづらさ」とは、病気や怪我とは違い、数値化できたり、外から見てわかるものではありません。心の奥でずっと抱えているけれど、日常生活はさほど支障なく送れるため、まわりの人には伝わりにくいものです。明るく元気で社会的地位がある人でも、長い間、人知れず抱えている場合もあります。

何となく、でも確かに感じている、その生きづらさ。

原因や対処法を求めて、「〜〜の感情がなくなる本」などの心理学系の本や「運がよくなるための〜〜」などといった、元気になるような本や方法を試したことがあるかもしれません。

読んですぐは気持ちが軽くなり、元気になったことでしょう。

でもあっという間に元通り。結局何も変わらなかった……ではなかったでしょうか？

本以外にも、セミナーや講演会、カウンセリング、占いやパワースポットに行ったり、クリニックで薬をもらったり……さまざまな方法を試されたかもしれません。

よくがんばってこられましたね。もう大丈夫です。生きづらさへの対処法を探し求めるという意識が、すでに心の変化がはじまっている証拠ですので、今までの苦労も決して無駄ではありません。

ですが、今からお伝えすることに心を開き、ぜひ実践していただきたいと思っています。最初はよくわからなくとも、実践を繰り返すことで、心の奥のほうが少しずつ変化して、生きづらさが軽くなっていくことに気づくでしょう。

実は、今までうまくいかなかった原因の多くには、潜在意識が関わっています。

そして潜在意識を変えるためには、イメージセラピーがとても有効です。

そこで次に、イメージセラピーについてお伝えする際に欠かすことができない、潜在意識のお話をさせていただきますね。

生きづらさは潜在意識で感じている

あなたは、生きづらさを「感じて」います。生きづらさを「考えて」はいません。妙な伝え方をしていますが、これは意識のメカニズムを表わした言葉です。感じている時は潜在意識を使い、考えている時は顕在意識を使っています。

ここからは、イメージセラピーについて理解していただくため、潜在意識についてお伝えします。知識として読んでおいてくださいね。ですが、よくわからなくても構いません。意識や心は目に見えるものではありません。解明されていない部分のほうが多いですし、言葉で表現し切れるものでもないのです。

さて、私たちの意識は、潜在意識と顕在意識の2つに分けられると言われています。

●**潜在意識**

意識全体の90～97％を占めています。

右脳に属し、意識していない（自覚できない）意識とも言われています。

意識していないけれど絶えず動いていて、たとえば、呼吸や心臓が24時間絶えず働いているのも潜在意識の作用によるものです。

感情・記憶・経験・習慣・直感・ひらめき・感性・創造力なども潜在意識の役割です。心の領域とも言われ、「感じる」時は潜在意識を使っています。

●**顕在意識**

意識全体の3～10％を占めています。

左脳に属し、意識できる部分や、自覚している意識とも言われています。

意思・思考・理性・判断・決定・決意・選択などは顕在意識の役割です。「頭を使う」と表現する時、「考えている」時は、主に顕在意識を使っています（図1）。

〔図1〕大人の意識

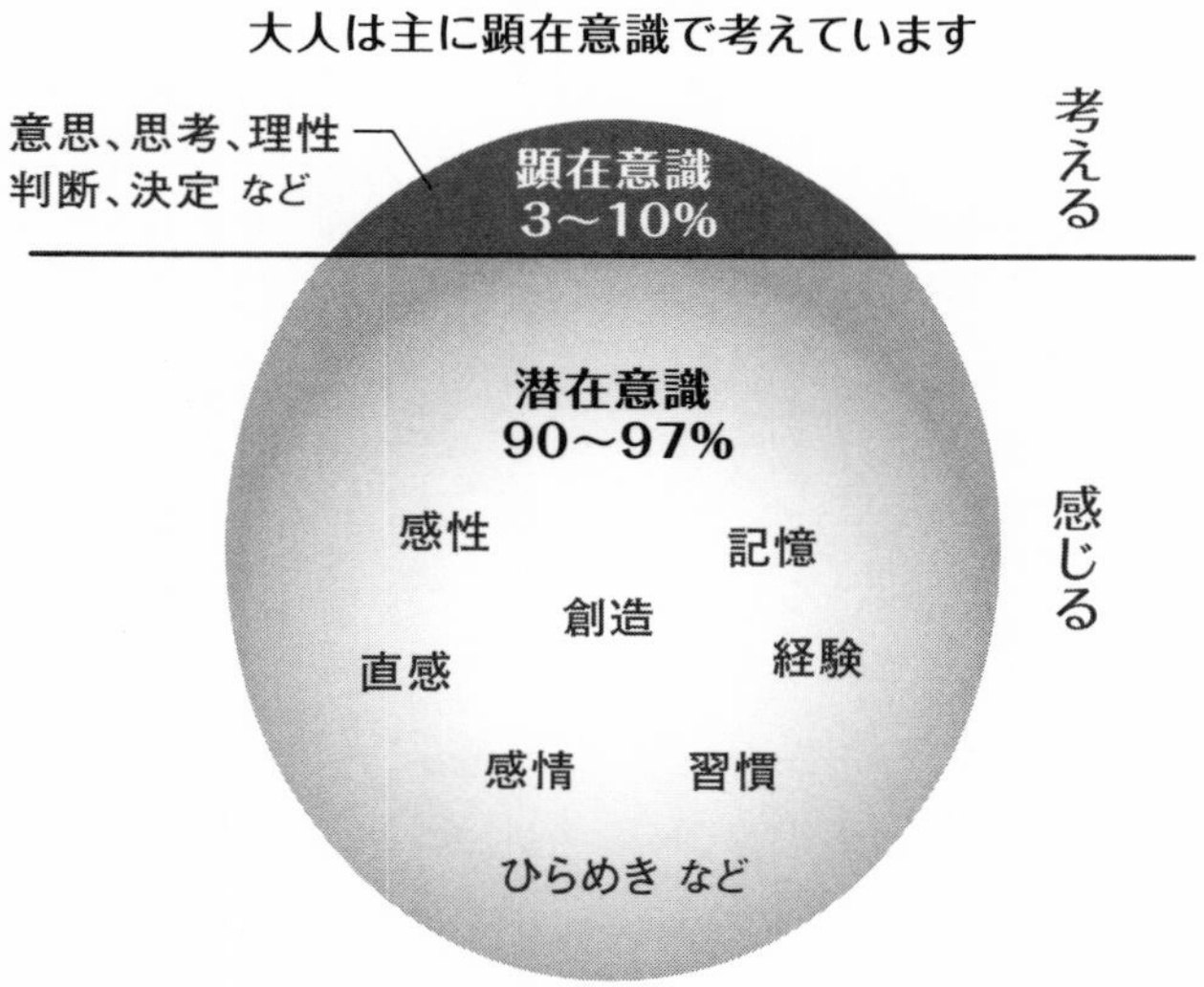

潜在意識と顕在意識の仕組みを説明していきますね。お読みいただくことで、子どもの頃の経験が、大人になっても影響を及ぼす理由をご理解いただければと思います。

●子どもは潜在意識

幼い子どもは、潜在意識が優位の状態で過ごしています。感じるがまま生きて、逆に考えて行動することはしません。好奇心旺盛で感受性豊か。周囲の雰囲気など気にすることなく、嫌なものは嫌だとはっきり主張し、そうかと思えば嬉しいことがあると、屈託なく笑い、所構わず踊ったり、歌ったりします。

まわりの人、特に一番近しい関係にあるお母さん、お父さん、家族、先生などの言葉や様子を、この時期特有の鋭い感性と素直さから、敏感に感じて、自分にとって都合がよいこと、悪いことに関係なく、潜在意識に取り入れます（記憶）。

●大人は顕在意識が優位

潜在意識が優位の状態から、顕在意識ができはじめるのが、8～10歳頃と言われています。同じ頃に2つの意識の間を隔てるために、クリティカルファクターという膜のようなものができはじめます。顕在意識ができたことで、感じたままに行動を起こしていたところから、考えて行動ができるようになります。この膜ができたことで、潜在意識が傷つかないよう守れるようになります。つらい出来事も感情も、感じ過ぎることなく、我慢できるようになります。

ですが、我慢を重ねて感情に蓋をし続けると、それ以前の記憶なども（忘れたかのように）潜在意識の奥にしまい込まれます。

そして完全に顕在意識が優位な状態となるのが、20歳くらいだと言われています。大人になった私たちは、常に顕在意識を使っています。頭で考えて決断して、行動を起こしています（図2）。

大人になると、顕在意識が優位になるとはいえ、常に潜在意識の影響下にあります。もう少しわかりやすくお伝えすると、何らかの決断や選択の際（顕在意識を使っている時）には、常に潜在意識（感情・記憶・経験・習慣・直感・ひらめき・感性・創造力）の影響を受けているということです。

つまり潜在意識の中にどんな情報があるかによって、顕在意識での選択、考え方、行動は変わります。

〔図2〕赤ちゃん・子ども・大人の意識

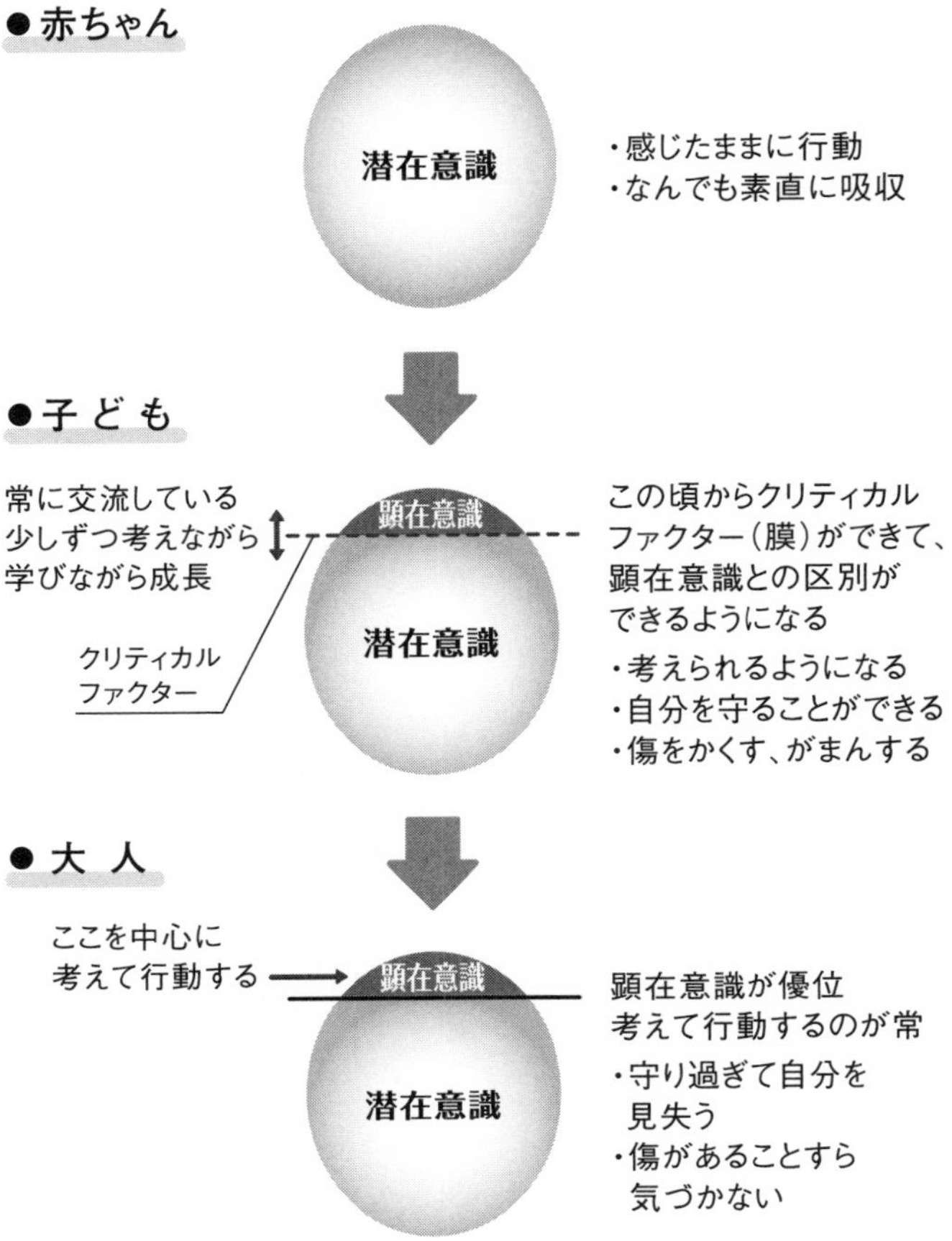
●赤ちゃん
潜在意識
・感じたままに行動
・なんでも素直に吸収
●子ども
常に交流している
少しずつ考えながら
学びながら成長
顕在意識
潜在意識
クリティカル
ファクター
この頃からクリティカル
ファクター（膜）ができて、
顕在意識との区別が
できるようになる
・考えられるようになる
・自分を守ることができる
・傷をかくす、がまんする
●大人
ここを中心に
考えて行動する
顕在意識
潜在意識
顕在意識が優位
考えて行動するのが常
・守り過ぎて自分を
見失う
・傷があることすら
気づかない

生きづらさは、幼い頃に芽生えます

生きづらさが芽生えたきっかけは、潜在意識が優位である赤ちゃん時期～子どもの頃にあります。

反論もあるでしょう。原因は最近の出来事であると。たとえば、仕事での大失敗、彼に浮気された、人に嫌な噂を流されたなど……。

大変ショックだったことでしょう。ですが、その出来事からずっと生きづらさを抱え、立ち止まっていると感じるなら、原因はもっと以前にあり、胎児、赤ちゃん時期などの覚えていないような子どもの頃が影響している場合もあります。

あなたが抱える生きづらさのきっかけとは、なんでしょうか？　大きく分けてみました。

・赤ちゃん時期に得られなかった信頼感（愛着障害）
・子どもの頃の心の傷とその対処法（トラウマ）
・ネガティブな思い込み（自己肯定感の低さ）
・発達障害

赤ちゃん時期に得られなかった信頼感（愛着障害）

ずっとモヤモヤと抱える生きづらさは、あなたが赤ちゃんの時期のお母さんとの関わりが影響している場合があります。それはイギリスの精神科医ボゥルビィが1950年代に見つけた「愛着理論」によって紐解くことができます。

「愛着理論」とは、第二次世界大戦後のイタリアにおいて、戦災孤児たちに発達の遅れや病気、体重が増えないなどの適応不良が起きたことから調査され、のちに提唱された理論です。

人間の赤ちゃんは未成熟な状態で生まれるので、お母さんや特定の誰かのお世話と愛情がないと、育つことはできません。お母さんとの関わりによって得られた安心感や無条件に愛された感覚は、一生を支えることになります。

逆になんらかの理由で養護を受けられず安心感が得られなかった場合は、大人になってからも不安な心や身体的な問題などを抱えることになります。

さらに、お母さんの関わり方と赤ちゃんの傾向については、発達心理学者のエインスワースが測定、分類しました。それは大きく「安定型（自律型）」「葛藤型（とらわれ型）」「回避型（愛情軽視型）」「無方向型（無秩序型）」に分けられ、赤ちゃん時期の愛着の型は、７割程度、大人になっても引き継がれます。

ご自身はどの型に当てはまるでしょうか。

●「安定型（自律型）」

いつも穏やかで心が安定的、困難があっても落ち込みが少なく、前向きに捉えることができるような方は安定型です。

赤ちゃんの時期に、泣くとお母さんがすぐに抱っこしてくれるなど、無条件な愛情を受け、不安や不快に対して守られていると、オキシトシンなどの愛情ホルモンが分泌され、心も体も健全に発達することができます。生涯にわたり、健康的で前向き、「まわりの人たちは自分にとってよいものをもたらしてくれる」と無意識下で思えるので、やりたいことに集中でき、うまく人に頼りながら、人と健全な関係を築くことができます。さらには、パートナーが助けを求めてきたら、命に替えてでも助けたいと思う傾向にあるのも特徴です。

●「葛藤型（とらわれ型）」

人の目が気になったり、どちらかと言えば依存的で、不安が多いタイプの方を表わす型です。

赤ちゃんの時期に、甘やかされていたかと思えば、時に拒否されたりと、親の都合で一貫性がなく育てられたような場合、愛情をいつも確認してしまいます。「人に嫌われていないかどうか」がいつも気になっているので、人の顔色を見てご機嫌を伺ったり、相手に過剰に合わせたりします。本来は優しくてサービス精神があるけれど、親密になると急に相手との境界線が曖昧になり、愛されているかどうかを試すような行動をとったり、構ってくれないことを腹立たしく感じたりしてしまいます。パートナーとべったりとした関係性を望んだかと思えば、愛情が怖くなって急に別れを切り出したりします。

●「回避型（愛着軽視型）」

何事にもクールで諦めも早く、感情が少ないタイプは回避型です。

お母さんが子育てにあまり関心がなく放任だったり、構う余裕がなく放って置かれたような場合、何に対してもどこか醒めていて、人との親密さを苦手に感じます。人との心のこもった関わりを重荷に感じ、どちらかというとひとりを好み、揉めごとを避けて解決を後回しにしたり、仕事に逃げたりします。親との関わりについて淡々と事実だけを語ったり、自分のことを話すのを苦手とします。愛する人との別れにもクールで、パートナーがいても助けを求められると面倒臭さや怒りを感じやすいタイプです。

●「無方向型（無秩序型）」

感情が不安定で疑り深いタイプは、幼い頃の虐待経験からきているのかもしれません。幼い頃に虐待されたり、親との関係が非常に不安定だった場合によく見られます。不安と回避がいずれも強く、ひとりでいることは不安で人と仲よくしたいと思うけれど、親密になることでより強いストレスを感じ、傷ついてしまうという矛盾を抱えていて、対人関係はより不安定になりやすいです。疑り深く、被害的な妄想に陥りやすい傾向があります。

「安定型」であれば、前向きないい人生を送れるでしょう。それ以外の型であれば、人に過度に寄りかかってはいつも嫌われる、人と親しくなりたいけれど、近くなりすぎるとストレスになる、などの生きづらさにつながる可能性があります。

覚えていないような赤ちゃんの時期の影響が、7割くらい、大人になってもパターンとして引き継がれるとされますが、まったく変えられないわけではありません。成長過程で安心・安全な居場所を保つことや、温かい人との関わり、心理療法などを含む心のケア、生き方の見直しなどをすることで、安定した人生を歩むこともできるのです。

子どもの頃の心の傷とその対処法（トラウマ）

最近では、記憶に残る怖い映画を「トラウマ映画」と言ったり、トラウマという言葉が気軽に使われますが、本来のトラウマはもっと根深くてつらいものを表わします。トラウマ（心的外傷）とは、「外的内的要因による肉体的、および身体的な衝撃（外傷的出来事）を受けたことで、長い間それにとらわれてしまう状態や、否定的な影響を持っていること」を指します。

突然の交通事故や自然災害、危うく命を落とすような怖い出来事、変質者に追いかけられた、など言葉にするのも憚られるような恐ろしい体験をしたら、しばらくは怖くてその場所に行けなくなったり、落ち着きがなくなったりすることは当然でしょう。症状が短期間であれば急性ストレス障害と言い、1ヶ月以上続くものを心的外傷後ストレス障害（ＰＴＳＤ）と言います。症状は、抑うつや不安が顕著ですが、攻撃的、怒りが止まらない、落ち着きがない、まわりから切り離された感覚になる、などの出来事とは関係ないような状態になる場合もあります。

トラウマは、事故など単発的な怖い出来事でも症状を引き起こしますが、長期間の何度も繰り返された出来事は複雑性トラウマとして神経系にも影響を与えます。

それが幼い頃のトラウマでも、大人になってのフラッシュバックや、似た出来事に過剰反応したり、フリーズして動けなくなるなど、生きづらさの原因となるのです。


子どもの頃の経験と、神経系の反応についてはこんな話があります。

ある女性のクライアントさんが、楽しみにしていたご主人とのドライブで、ふとコンビニのトイレに行った時のこと。隣の個室からドンドンという大きな音が聞こえたことで、恐怖でしばらく動けなくなってしまったそうです。幸い特に危ない目に遭うことはなく、様子を見て、走って車に戻られたそうですが、その日はずっと胸がドキドキして、ドライブが全然楽しめなかったそうです。

この方はずっと幼い頃、お兄ちゃんからいつも虐められていて、逃げ込んだ部屋で、ドンドンと叩かれるドアを小さな手で押さえて自分を守っていました。

何十年も経ち、すっかり忘れていても、身体は幼い頃の恐怖を覚えていて、理性ではもう危なくないとわかっていても、神経系が誤作動を起こしドキドキしてしまうのです。

最近ではそのトラウマと神経系の反射について、太古の昔からの哺乳類の進化の観点で読み解くことができるようになってきました（ポリヴェーガル理論）。

わたしはこの理論をはじめて知った時は衝撃でしたが、同時に自分の不可解な反応が理解できて、なぜか安心しました。

ポリヴェーガル理論の本はたくさん出ていますが、専門書が多いので、ここではできるだけ簡単にお伝えします。

以前は、わたしたち生物は命に関わる危機的な状況では、「逃げる」か「闘う」かを本能的に選ぶと考えられていましたが、ポリヴェーガル理論によって、さらに「凍りつき」が、生き残り戦略としてあることがわかりました。その本能的な「凍りつき」が、長く自分を苦しめることも。

突然ですが、サバンナにいる草食動物と、それを捕まえようとする肉食動物をイメージしてみてください。

哺乳類は、食べられそうになると、闘える相手なのか、それともあの茂みまで逃げようか、などの判断をします。けれど、どうやらとても生きられないと判断したら、「凍りつき（死んだふり）」をします。

ふりだけでなく、心拍も止まり死臭もして筋肉も硬くします。そうすることで、肉食動物は食べないか（腐った肉を食べると、お腹を壊す）、もし食べられたとしても痛みが少なくて済みます。さらには、自分が犠牲になることで他の仲間たちが逃げられて、種を守ることにもつながります。この死んだふりをする動物としてはオポッサムが有名ですが、昆虫や魚、カエルなどの両生類や鳥類などでも観察されます。

そして生き残った際には、肉食動物が去って安全になった後で、身体をブルブルと震わせて意識を戻します。これは無意識的に、原始的な反射として起こることです。

人間も同じです。人間は哺乳類では一番未成熟な状態で生まれます。親の養護なしではすぐに死んでしまうため、身を守る術には敏感です。無意識で怖い、危険だと判断したら、最初は逃げようとしたり、抵抗したりしますが、それでもダメなら「凍りつき」、何も感じないようにします。さらには「迎合」という術もあります。相手に気に入られようとご機嫌をとったり、いい子になることで、本心では嫌なことでも、相手に合わせて生き残ろうとするのです。

その怖い出来事が、何度も起きていた場合はどうでしょう。毎晩お父さんが暴れていた、いつもひとりぼっちで寂しかった、家でも学校でも居場所がなかった……などの場合は、ずっと緊張し、神経系が誤作動を起こしたままの状態となります。さらに「凍りつき」や「迎合」のパターンは、無意識にあらゆる場面で繰り返されます。

凍りつきと反射に関する事例として、最近起きたわたしのことをお伝えします。

先日、娘と2人並んで細い路地を歩いていた時、角を曲がってきた車に低速でぶつけられたことがありました。幸い怪我はなかったのですが、突然のことにわたしはしばらく「あわわわわ」と動けなくなりました。そのまま通り過ぎようとする車を、娘がとっさに停め、警察を呼んでくれましたが、気を取り直したわたしは、まるで何事もなかったかのように運転手さんに気を使って丸く収めようとしていました。娘はわたしの行動に、信じられないといった様子でした。

数時間経って冷静に振り返ることで、ようやく自分の反応がおかしいことに気づきました。わたしは幼い頃から怖い出来事に対して、とっさに凍りつき、迎合するパターンを繰り返していたようで、この出来事でも同じように行動していたのです。

もし、あなたに無意識的に繰り返すおかしな反応があるとすれば、幼い頃のトラウマとその反応が隠れているかもしれません。

ネガティブな思い込み（自己肯定感の低さ）

幼い子どもは簡単に間違った思い込みを作ります。

あなたは幼い頃、テレビで見た戦隊ヒーローや好きなアイドルになって遊んだりしませんでしたか？　幼い子どもはとても素直で、スポンジのように柔軟な頭だからこそ、信じやすいのです。それが傷ついた怖い体験と紐づいた思い込みであれば、いかに短絡的で間違っていても、強い信念となって心に刻まれます。

これも進化の過程において、種を守るために脳が恐怖を覚えるようにできているからです。あなたのネガティブな思い込みは、幼い頃に間違って作り上げられたものかもしれません。

・「お姉ちゃんなんだから我慢しなさい」と怒られて、自分は何でも我慢しなきゃいけないんだ、と思い込んだ
・両親がいつも喧嘩ばかりしていたから、結婚って喧嘩ばかりで大変なんだと思い込んだ
・「危ないからダメ」と否定されて、自分はダメな子なんだと思い込んだ

それとも、「男は泣くもんじゃない」「女の子なんだから大人しくしていなさい」「勉強しないと立派な大人になれない」と言われたかもしれません。

言葉だけではありません。夫婦の会話がなかった、お母さんがいつも不満そうな顔をしていた、などの直接、言葉で言われていないことでも、子どもは間違った思い込みを作ります。「ありのままの自分では愛されないんだ」と。

発達障害

最近では、生きづらさの原因について「大人の発達障害では？」と気にしている方も多いようです。実際に診断を受けたり、ネット上のチェックシートで自己診断されている方もいることでしょう。

発達障害とは、発達障害支援法において、「自閉症、アスペルガー症候群その他の広汎性発達障害、学習障害、注意欠陥多動性障害その他これに類する脳機能の障害であってその症状が通常低年齢において発現するものとして政令で定めるものをいう」とされています。

他人との関係づくりやコミュニケーションなどがとても苦手な場合も多く、反面、優れた能力が発揮されている場合もあり、アンバランスな様子が理解されにくい障害でもあります。誤解もされやすく、そのせいで怒られたり、傷ついたり、つらい記憶が風化せずに頭に残るため、いつまでも苦しんでしまう場合もあります。

実は、症状のすべての原因が発達障害とも言い切れず、幼少期の愛着の問題や、トラウマの反応でも、発達障害に似た症状が出る場合もあるようです。

本書では、発達障害や、グレーゾーンの方の対処法などは対象外とさせていただきます。ですが、発達障害であることによって傷ついた心を癒すことや、つらい記憶に対する捉え方を変えるには有効です。

潜在意識の情報があなたの選択、考え方、行動を決めています

先ほど、潜在意識にどんな情報があるかによって、顕在意識での選択、考え方、行動が変わるとお伝えしました。

子どもの頃のさまざまな体験により、潜在意識に「自分はダメな子」といった情報が入っている場合。大人になって、上司に仕事のミスを「ダメじゃないか」と指摘されると、顕在意識では「やっぱり自分はダメなんだ」と考えてしまいます。自分のダ

〔図3〕潜在意識に何が入っているかで
考え方と行動力が変わる

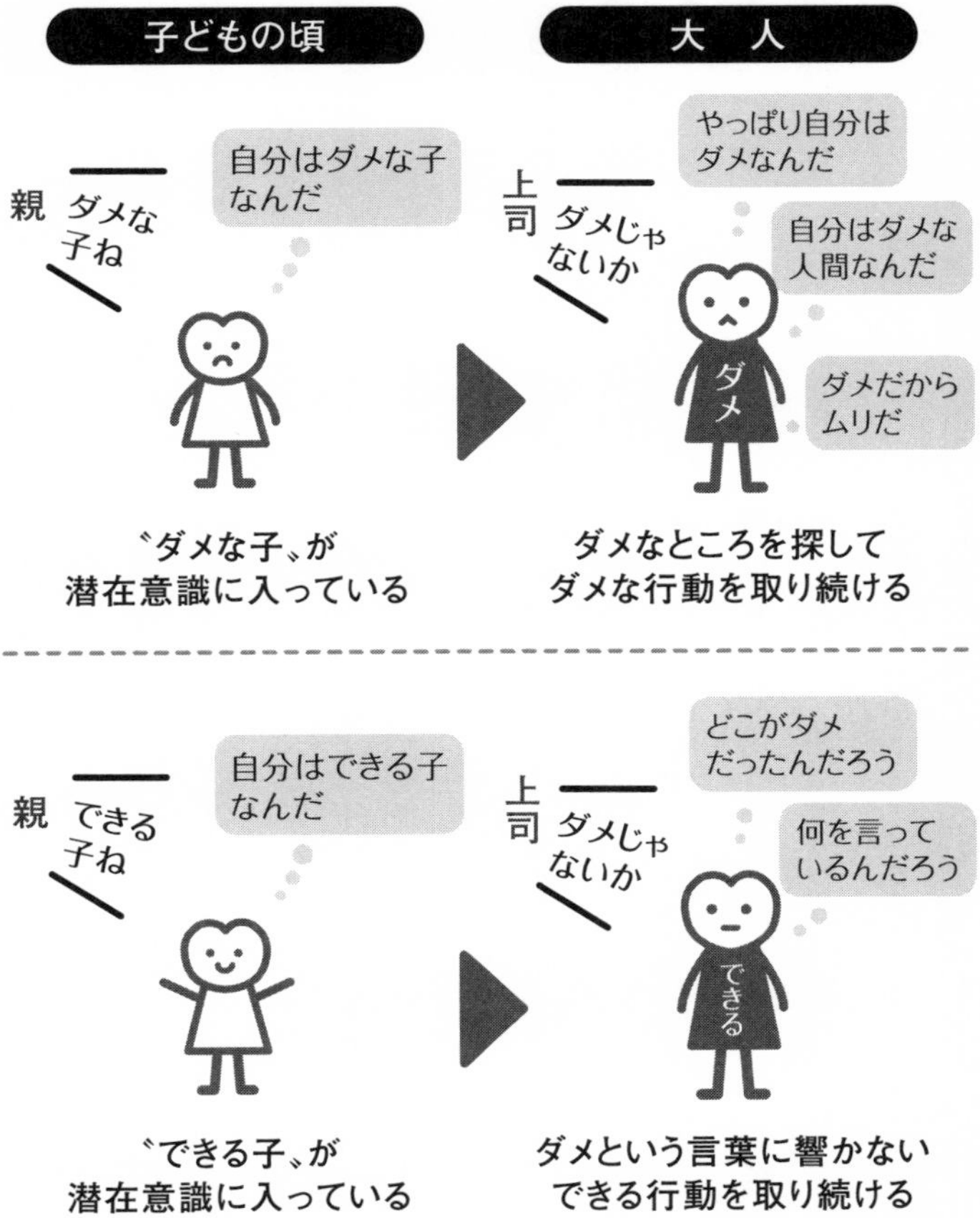

メなところを探して、ダメな決断をし、ダメな行動を取り続けてしまいます。

反対に、「自分はできる子」と思い込んだ場合。大人になって、上司に仕事のミスを「ダメじゃないか」と指摘されると、顕在意識ではこう考えます。「どこがダメだったのだろう」と。ダメという言葉に響かないので、できるためにはどうしようと、建設的な解決策を考えることでしょう。相手のことをおかしなことを言う人だと思うかもしれません。

何をやってもよくならないのは、潜在意識が変わっていないから

今まであなたが試した、生きづらさを解消するためのさまざまな方法が、その場限りの効果しか得られなかったのだとしたら、それは、**顕在意識での理解に留まっていたから**です。いくらベストセラーと言われる本を読んでも、人気の講師の高額なセミナーを受けたとしても、あなたが納得しなければ、さらに潜在意識が変わらなけれ

ば、効果はありません。

「ダメじゃないよ」などと肯定的な言葉を言われても、何度「自分はできる」と繰り返し刷り込んでも、「ダメな子」が思い込みだと頭では理解できたとしても、それは、顕在意識でわかったに過ぎません。

潜在意識と顕在意識の割合は9：1なので、潜在意識の中に「ダメな子」が入っていると、やはり「ダメな子」が優位になってしまうのです。

潜在意識が変わらない限り、状況が変わることはありません。反対に、潜在意識が変わることで、すべてが変わります。

潜在意識が「できる」や「愛された」に変わると、顕在意識はおのずと変化します。それが言葉や思考につながり、「できる」「愛された」行動を起こすようになるのです。

潜在意識を優しく癒す、イメージセラピー

イメージセラピーとは読んで字のごとく、イメージを使って潜在意識を癒すことで、現在の心の状態を変化させる（軽くする・楽にする）方法です。ここでお伝えする「癒し」とは、傷や病を治す、直す、和らげる、元に戻すなどの意味も含みます。

あなたが心のどこかでずっと生きづらさを感じているなら、あなたは過去の傷を放置した状態にあります。

たとえばそれは、転んでけがをした時、血が出て痛いのに、恥ずかしいからと適当なもので傷を隠した状態に似ています。そのまま何もせずに放っておくと、化膿して、いつまでたっても痛みを感じます。時が経過してもまだその傷が疼いているのが「生きづらさ」なのです。

傷をなかったことにしても、同じところを軽くぶつけるだけで強く痛みますよね。

まだ傷をごまかし続けますか？

変化を望むなら、思い切ってその傷の蓋を開けてみることです。見ることでどんな状態か、どう処置をしたらいいのかがわかります。きれいに汚れを取り除き、消毒し、新しい絆創膏に貼り替えてもいいでしょうし、適切な薬を塗ってもいいでしょう。それとも傷に風を当て、自然に治るのを待ってもいいかもしれません。

「過去の傷」と言うと、そんな記憶はないとか、私は傷ついていないなどと思うかもしれません。もしかしたら、大切にしている誰か、たとえばお父さんやお母さんを責める気がして、傷ついていないことにしたいのかもしれません。

イメージセラピーでは、イメージの中であなた自身が傷ついた自分を愛する、がんばってきた自分をいたわる気持ちで、心の傷を処置していくのです。

癒すのは、あなたが本来持ち合わせている、優しさ・慈しみの心です。

大丈夫です。あなたはその優しさを持っています。

それでも「自分の愛し方がわからない」「自分をいたわるとはどういうことか、わからない」と感じる人もいるでしょう。大丈夫です。

さらに心を癒すためにあなたの本気の「変わる」「幸せになる」という意思があれば大丈夫です。それをまずは、頭で（顕在意識を使って）決めてください。本気で「変わる」「幸せになる」と。

なぜこのように申し上げているかと言うと、2つ理由があります。

①「変えてほしい」と思っている方を変えることはできないから

②「変わるもんか」と思っている方を変えることはできないから

あるお医者様は「最終的に病気が治るかどうかは、本人の力だ」と話していました。催眠療法も同じで、心の癒しのお手伝い、に過ぎません。

「絶対変わるもんか」とか、「わたしなんて不幸がお似合いだから、このままでいいのよ」と決めている人の心を、セラピストが無理やり変えることはできません。ですが、本気で「変わる」「幸せになる」と決めることで、おのずと変化していきます。

わたしは、催眠療法にお越しいただいたクライアントさんには、よりよい人生を歩んでいただきたいので、セラピー前に「どうなりたいですか？」と伺うようにしています。そして、まだはっきりと決まっていない方には、優しくお伝えしています。「今まで本当にさまざまな状況や出来事の中で、よくがんばられましたね。ですが、どうやらわたしたちは、幸せになるために生まれてきているようなのです。どんな過去があっても、よければ、『もう幸せになる』って、決めちゃいませんか？」と。

この段階では、まだよく理解できなくても大丈夫です。まずはセラピー前に決めることができると、潜在意識は、幸せになるために癒すべき心の傷を教えてくれます。

何ひとつ、傷つかずに大人になる人などいません。誰しも人生を歩む過程で、良いも悪いも、大小さまざまな経験をして大人になっていくものです。傷つくことで他人の気持を理解できます。傷が生きる原動力となり、生きる意味や使命を見出して歩む人もいます。

でも、あなたがその傷を持ち続けることで、生きづらさを感じ、自分の考えや行動を制限していると感じるなら、もうその傷を癒して、幸せになってもいいのです。

column 1

怒り、嫉妬、悲しみ
――ネガティブな感情が溢れて苦しい時のとっさの対処法

無理な仕事を押しつけられた、義母の冷たい言葉を聞いた、彼が別の女の子と仲よくしているのを見た……そんな時に（相手に悪気がないことはわかっていても）心の奥から怒りや嫉妬、悲しみなどの感情で苦しくなることがあります。感情は心（潜在意識）で感じるので、頭でわかっていたとしても、理性（顕在意識）では抑えられないこともあるものです。ですが、感情のおもむくままに行動を起すと、トラブルになりかねません。ここではネガティブな感情が湧いて苦しい時のとっさの対処法をお伝えします。

①感情的になった時は、その場から離れる

大人である以上、感情から起こした行動でも責任を取らなければなりません。感情的になった時は、まず心を落ち着かせるために、その場をいったん離れましょう。トイレに行く、外に出る、甘いものを買いに行って食べるなど。

②感情的になっている時には行動を起こさない

感情的な時は、冷静な判断を欠いています。ですから、大きな決めごとをしないこと。クライアントさんの中には、感情が揺れている時に勢いで大きな買い物をして、そのローン返済に長く苦しんでいる方もいます。

③その感情を感じているのは、自分

「あいつのせいでこんな目に……」「上司が私を怒らせた……」などと思うかもしれませんが、相手に何をされようと、その感情を感じているのはあなたです。実際、同じことをされても全然平気な人もいます。人にせいにしないこと。

④感情を観察する

ネガティブな感情を無理に抑え込もうとすると、苦しくなってしまいます。「あぁ、今わたしは怒りを感じているんだな」「嫉妬を感じているんだ……」と感情を観察することで、感情に飲み込まれている状態の自分を俯瞰して見ることができます。もう1人の自分が外側から見ているように観察してみましょう。

ネガティブ感情を抱いたその場は静かに乗り切り、落ち着いて1人になった後に本書のインナーチャイルドのイメージセラピー（第4章）で潜在意識を癒しましょう。

第2章

潜在意識を癒す、イメージの力

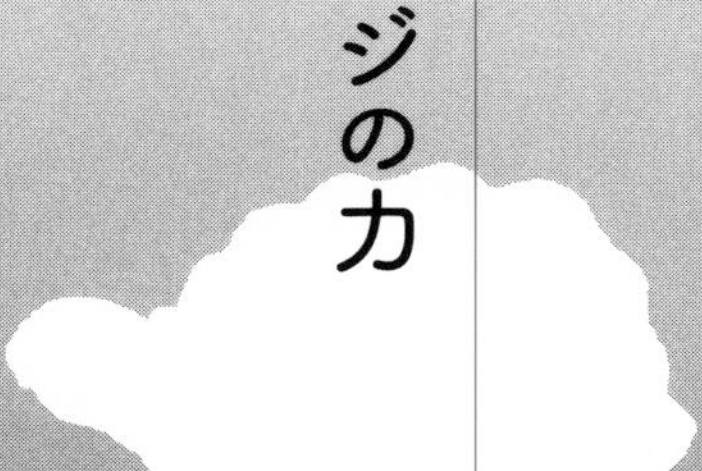

潜在意識をなぜ癒すのか？

先ほどから、生きづらさの原因は、過去の傷ついた経験や、抑圧した感情からきているとお伝えしてきました。イメージセラピーでは、その原因である潜在意識を癒していきます。

なぜ潜在意識を癒すのかと言うと、そのほうが心の変化が速いからです。癒す以外に、「暗示を入れる」という方法もあります。たとえば、ポジティブな暗示を唱える、よくなるように気持ちを切り替える、プラスのイメージトレーニングなど。

わたし自身は「暗示を入れる」では全然変われませんでした。「自分はできる」とか「わたしはツイテイル」と1000回唱えても、ポジティブシンキングに切り替えても、一時はよくなった気がしましたが、それも本当に一時で、すぐに感情は逆戻りしていました。

〔図4〕潜在意識を癒すとは

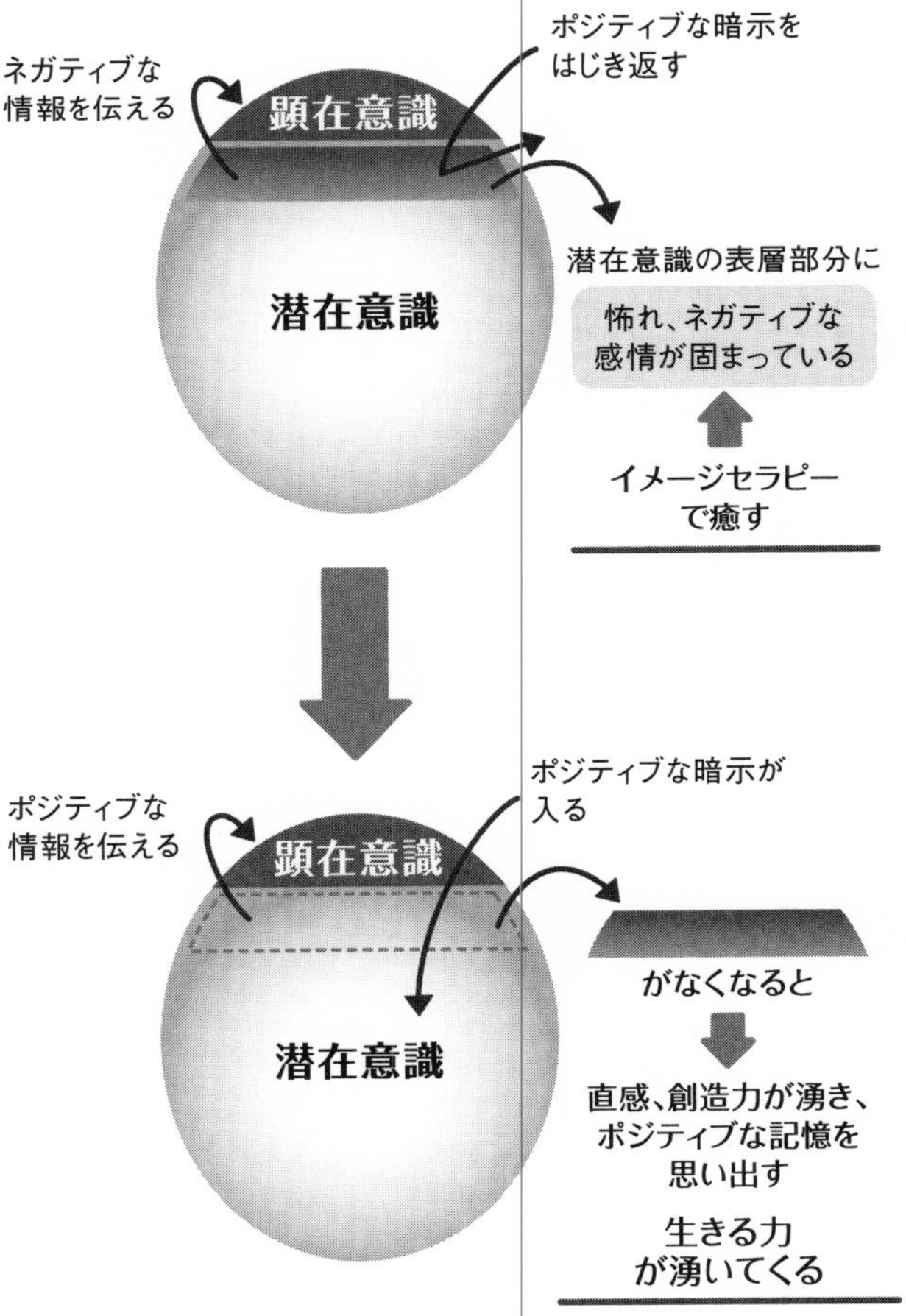
ネガティブな
情報を伝える
顕在意識
ポジティブな暗示を
はじき返す
潜在意識
潜在意識の表層部分に
怖れ、ネガティブな
感情が固まっている
イメージセラピー
で癒す
ポジティブな
情報を伝える
顕在意識
ポジティブな暗示が
入る
潜在意識
がなくなると
直感、創造力が湧き、
ポジティブな記憶を
思い出す
生きる力
が湧いてくる

ポジティブな暗示がうまくいく人もいらっしゃいます。そんな人は過去に傷ついた経験が少ないか、そもそも素直な人か、心の癒しが進んでいる人のように思います。

わたしのようにポジティブな暗示がうまくいかない人は、怖れの感情が潜在意識の表層に集まっていて、まるで、水の中で固まったバターのように塊となっているがために、ポジティブな暗示も弾き返しているようです。怖れ以外にも、ネガティブな感情、傷ついた過去、不要な思い込みなどもあるでしょう。

イメージセラピーによってその表層部分に集まった怖れやネガティブな感情などを癒すことで、顕在意識と潜在意識の交流はスムーズになります。

顕在意識と潜在意識の交流で、ポジティブな暗示は入りやすくなりますし、顕在意識へは、ポジティブな情報を伝えるようになります。さらに本来持っている、ひらめき・直感・想像力が以前よりも湧くようになります。ずっと忘れていた、過去の「楽しかった・愛されていた」記憶を思い出す人もいます。視界が広くなったと感じる人も、疲れにくくなる人もいます。

わたしが催眠療法士になったわけ

ここで少し、わたし自身のことと、催眠療法についてお話しさせてください。

わたしは現在、名古屋市で催眠療法士（ヒプノセラピスト）という仕事をさせていただいています。

日本ではまだなじみが薄い催眠療法ですが、海外では保険での診療が認められている国もありますし、アメリカのドラマでは時々催眠療法のシーンが取り上げられるなど、広く知れ渡っているようです。

日本でも神奈川県のイーハトーヴクリニックの萩原優医師は、病気の原因となるストレスの緩和や、病気や怪我の後遺症や痛みのケア、自己治癒力を上げるなどの目的で、代替療法として催眠療法を取り入れていらっしゃいます。催眠療法の認知度はまだまだ高くはありませんが、今後はさらに広がっていくことを期待しています。

まず、わたしがなぜ催眠療法士になったのかをお伝えします。わたし自身を知っていただくことで、催眠療法についての理解が少しでも深まれば幸いです。

以前のわたしは、常に生きづらさを感じている状態にありました。

生い立ちをお伝えすると、実家は自営で飲食店を営んでいました。わたしが生まれた頃、日本の経済は上り調子の時代。いつも仕事に追われている両親の元、3人兄弟の末っ子として生まれました。両親の仲は悪くはなかったのですが、両親と同居の祖父母との折り合いが悪く、忙しく働き、時折険悪なムードになる家族を敏感に感じ取りながら、わたしは人に甘えることもできずに育ちました。

そして、わたしは小さい時からなぜか自分が大嫌いでした。コンプレックスの塊で、あがり症、おまけに赤面症でした。自己肯定感が低いけれど妙に責任感があったので、小学生の頃から何度もイジメにあいましたが、反発することもなく、当然だからと我慢するような子でした。

自分が嫌いだと、わざわざ苦労する人生を選ぶようです。大人になり、転職を繰り返し、結婚と離婚を二度ずつ経験しました。特に最初の相手はＤＶ夫で、警察にお世話になったこともある人。さまざまな問題を起こすたびに「かわいそうな人だから助けなきゃ」などと甲斐甲斐しく夫を支えていたわたしは、完全なる共依存でした。

20～30代中盤までは、まるで不幸のデパートのような毎日を過ごしていました。心の中は不安が占め、感情はジェットコースターのように波立ち、シングルマザーとしての子育て中、イライラして娘をきつく叱りつけては、夜には罪悪感でひとり涙に暮れるような、落ち着かない日々を送っていました。お金も、仕事も、人間関係もうまくいかない……。自分にほとほと嫌気がさし、死にたいなんて日常的に思っていました。

そうした人生の底辺のような生活を続けていた時、たまたま図書館で『インナーチャイルド～本当のあなたを取り戻す方法～』（ジョン・ブラッドショー著・新里里春訳　日本放送出版協会出版）という本に出会いました。

「本当のわたしって何だろう……。取り戻すって、どういうこと……」

分厚くて難しい本でしたが、読んでいる最中に過去の記憶のひとつが蘇ってきました。

実はそれまで、わたしは中学以下の記憶が一切ありませんでした。記憶がないと伝えるとびっくりされる方もいますが、わたしのような方は時々いらっしゃいます。正確には、自分が嫌いだったからこそ、記憶は潜在意識の奥に隠されていたのです。

衝撃でした。イジめられて校庭の生垣の陰に隠れている、小学3年生の自分のイメージがありありと出てきたのです。それほどすっかり忘れていました。

そのつらい記憶を思い出してから半年ほどたった後、憑き物が取れたように心が軽くなっていることに気づきました。わたしは過去の記憶を思い出し、感情に向き合うことで、癒されました。その経験は、まるで真っ暗な闇に、光が漏れて一本の筋が射しているようなかすかなものでしたが、たしかに進む道を示しているようでした。

その後は、優しい光に導かれるように、人との新しい出会いがあり、さまざまな心の癒しの手法を渡り歩いているうちに、催眠療法を知りました。

さまざまな過去のつらい記憶を涙とともに思い出し、傷ついた自分をありのままに受け止めることで、わたしの心は静けさが得られ、並行して人生も穏やかになりました。

潜在意識に働きかける、「催眠療法」とは？

ここからは催眠療法（ヒプノセラピー）についてお伝えしていきます。
催眠療法とは、セラピストの穏やかな声かけにより、クライアントはリラックスしたままで、夢と現実の間の夢うつつの状態で潜在意識までたどり着き、過去の記憶を思い出すことや、セラピストのポジティブな暗示を受け入れることで、気づきとともに癒されていく手法を言います。

よく催眠療法と催眠術を同じように捉えている方もいらっしゃいますが、目的が違います。催眠術はショーとしてお客様を喜ばせるために催眠をかけています。

一方、催眠療法では、心の癒しのために催眠に入ります。催眠術は「かける」と表現しますが、催眠療法の場合、「催眠（催眠状態）に入る」と表現するのが一般的です。

催眠によって心をコントロールされるのでは、と怖れを感じる方もいらっしゃいますが、催眠に入っても理性がなくなることはありません。催眠術ショーでは、コントロールされているのではなく、演者自身の倫理観に沿って、受け入れられることだけを〝演じて〟います。「はい、カエルになってみて」などと言われても、カエル嫌いだったら、途端に催眠から醒めます。催眠療法でも同じです。理性はちゃんと残っていて、嫌だと思ったことを話したり、することはありません。

また、催眠に入れるかどうか不安に思っている方もいらっしゃいますが、サロンにお越しいただく方で、催眠に入れない方は100人に1人未満と、とても少ない割合です。リラックスした状態で自分に向き合えるように環境を整えていますし、もしも心のブロックがある方でも、カウンセリングの時点でわかるので、お話の中で心をほぐして進めていくことで、ほとんどの方は催眠に入れます。

催眠によって思い出す過去の記憶はさまざまです。事実でなくとも全然かまいません。わたし自身も「お母さんの胎内にいた時の記憶」を思い出していますが、それが本当なのかはわかりません。ですが、気づくことで納得がいきました。

お母さんの胎内にいる時、わたしは不安な気持ちで、へその緒からお母さんの寂しさ、孤独、無力感を受け取っていました。わたしはその時、純粋に「お母さんこっちを見て。お母さん笑って」と思っていたのです。

胎児期の記憶を思い出しているのは、大人の自分です。赤ちゃんの時の感情だけでなく、理性的にその時の出来事を捉えることもできます。

「母はまだ28歳。わたしの誕生を喜ぶ暇もなく、仕事もして、義理の祖父母とのことで心を痛めて、兄・姉の世話に追われていた。お金のやりくりも大変だったって聞いていたし、この若さでいろいろと背負っていて本当に苦労したんだな」と思いました。潜在意識下で体感したことと、母から以前に聞いていたことなどがつながり、セラピー後は、心がすっきり軽くなった感覚でした。

その後の状況は、すぐに変化する場合もあれば、人によっては1週間・1ヶ月と時間の経過とともにその問題が気にならなくなる方もいらっしゃいます。

わたしは1週間ほど経過した頃、不安感が和らいでいることに気づきました。いつもどこかで母に気を使っていたのが、気兼ねなく頼みごとができている自分に気づき、やっと本当の親子になれたような気がしました。

潜在意識で気づき、理解するとは、まさに腑に落ちるといった感覚です。頭でわかった（顕在意識での理解）のとは全然違います。腑に落ちることが癒しとなり、実際に人生において変化が訪れるのです。

催眠療法では、セラピー中に8割くらいの方が涙を流されます。過去の悲しみの涙、感動の涙、慈しみの涙……それぞれです。どれも自分の内面から湧き起こる美しい浄化の涙です。来店時には暗い顔をされていた方も、セラピー後にはすっきりされ、優しい笑顔で帰って行かれる方がほとんどです。

セラピー後の感覚がもやもやされていた方でも、その後、日常の中で気づきや、変化があったなどとご報告を受ける時もあります。もちろんすべての方に有効ではありませんが、催眠療法の癒しの深さと不思議さは、セラピストをしていて驚きでもあり、喜びでもあります。

催眠療法は、セラピストの暗示の言葉により、過去の記憶を思い出すことや、ポジティブな暗示を受け入れることで、心の癒しを進めていきます。

過去の記憶を思い出す「退行催眠療法」には、一般的に「インナーチャイルド（年齢退行）療法」「胎児期退行療法」「前世（過去世）療法」と呼ばれるものがあります。過去と言っても子どもの頃だけでなく、大人になってからのトラウマに遡ることもよくあります。

それ以外にも、もっとスピリチュアルな、「未来世療法」「近未来療法」「悲嘆療法（亡くなった方とイメージでの対話）」「ハイヤーセルフ」等といったものもあります。

前世療法といえば、ベストセラーになった、アメリカの精神科医ブライアン・Lワイス博士の『前世療法』（山川紘矢／亜希子訳　ＰＨＰ研究所）が有名です。この本によって、前世療法が世界中に広まりました。

わたし自身もいくつかの前世に退行することで、心が随分軽くなりました。前世を知ることで、今世での役割も知り、今では催眠療法士をするに至っています。

前世と聞くと、拒否反応を示す方もいらっしゃいますし、真偽を確かめたいと思う人もいることでしょう。実は前世療法での前世とは、あくまで心の癒しのためにたどり着く、イメージ下での過去のひとつという認識です。

そもそも前世があるのかどうかはわかりません。ある・なしの双方にもっともな答えが見つかることでしょう。議論しても仕方がないことだと思っています。

真実か否かよりも、前世療法を受けることの利点は、年代・性別・置かれた状況など、今とは違う人生を体感すること、前世での死を疑似体験することで悩みの視点が変わることだと思っています。

わたしたちは誰しも必ず死を迎えます。前世での死の瞬間を知るとき、その死が幸せであっても、不幸であっても、今の自分の人生に照らし合わせて、今をどう生きていくかを考えさせられます。

あるクライアントさんは、「今、家族との揉めごとで悩んでいる、家族との前世の因縁を知りたい」と前世療法を受けにいらっしゃいました。そうしてイメージで感じたのは、天涯孤独な人生でした。

思い出した前世のひとつは、ヨーロッパのある国に生まれた男の子。幼い頃は優しい両親やかわいい妹と楽しい毎日を過ごしていたのだけれど、6歳の頃の戦争によって家族は殺されてしまいました。その出来事から心を閉ざし、大人になって手に職をつけて何とか生き延びたものの、人との関わりを怖れて家族も持たず、天涯孤独で死ぬ時すらひとりでした。

このクライアントさんは、セラピー後、今の人生では「家族がいるだけで尊い」ことに気づかれました。そして、「いつかは死ぬのだから、生きている間は家族と仲よくしたい、自分から家族に歩み寄っていこう」と意識が変わられたのでした。

イメージは誰にでもできます

何かをイメージすることを、特別なことだと捉えている人もいます。普段、論理的な左脳を使って仕事をしているから自分は想像することが苦手だとか、夢はほとんど見ないからイメージはできないだろう、とか。

イメージは誰でもできます。ここで少しイメージの練習をしてみましょう。イメージは見えていても、見えていなくても、何となくそんな気がするだけでも一向にかまいません。ぜひ文字を目で追いながらイメージを広げてみてください。では、はじめていきます。

まずは軽く深呼吸して、気持ちを整えて、さあ、イメージしていきましょう。

今日はとても蒸し暑い日です。
家の外では、朝からずっとセミの鳴き声が聞こえています。
うだるような熱気を、体全体で感じています。
あなたは部屋の中でひとり、机に向かって座り、読書をしています。

扇風機がブーンと音を立てて首を回しています。
風が体に当たる時に少し涼しさを感じますが、気休めのような本当に蒸し暑い日です。
額から流れる汗が、読んでいる文字の上にポタリと落ちてきました。

あなたは、はっと、冷凍庫にアイスキャンディーがあることを思い出しました。
本を無造作に机の上に置いて、キッチンまで歩きます。
床をはだしでペタペタと歩く足音が聞こえ、足の裏で床の感触を感じます。

キッチンの冷蔵庫の前まで行きます。冷凍庫のドアに触れ、少し重いドアを開けると、ひんやりとした空気が溢れてきました。心地のいい冷たさがあなたの顔にかかります。

冷凍庫の中には、アイスキャンディーが数種類ありました。

随分前から置いてあるのか、全体に白い霜がついています。

ガサガサと全部をキッチンテーブルに取り出します。

手から全身へ冷たさが伝わります。

レモン味を選んで、残りを冷凍庫にしまいます。


アイスキャンディーの袋には、大きなレモンの絵が描かれていて、いかにもさわやかそうな印象です。袋は手で簡単に破ることができました。

袋を開けると、アイスキャンディーは鮮やかな黄色で四角い形をしています。

バーを持つと冷たい感触が手に伝わります。

鼻に近づけるとさわやかで、柑橘系ならではの香りが漂います。

アイスキャンディーを口に入れて、味わいます。

唾液が分泌され、のどの奥のほうですっぱさを感じます。

硬く凍っているのですが、思い切って噛んでみます。

歯と歯の間から頭にキーンと刺すような、冷たい食感を感じます。

レモンの味が再び口に広がります。


さぁ、どのように感じましたか？

ここで何らかのイメージができた方は、イメージセラピーを体験することは可能です。案外簡単だと思いませんか？

イメージは五感で感じます。

五感とは、視覚、聴覚、嗅覚、触覚、味覚です。

どの感覚が優れているかは人それぞれですが、あなたはどのように感じたのでしょうか。

・アイスキャンディーの色が見えた
・セミの鳴き声が聴こえた
・アイスキャンディーの香りを感じた
・触った感触があった
・レモンのすっぱい味がした

すべての感覚で感じた人もいるでしょう。それとも「よくわからないけど、少しすっぱい味がしたかもしれない」など、感じ方は人それぞれです。

イメージが見えないと、「うまくいっていない」と捉えがちですが、感覚の違いに過ぎません。ほかの感覚器官が優位なだけなので、無理に〝見よう〟としないことです。何となく湧いてくるイメージを感じるだけで十分です。

全然イメージが浮かばない場合は、連想ゲームのように想像するのもいいでしょ

第2章

潜在意識を癒す、イメージの力

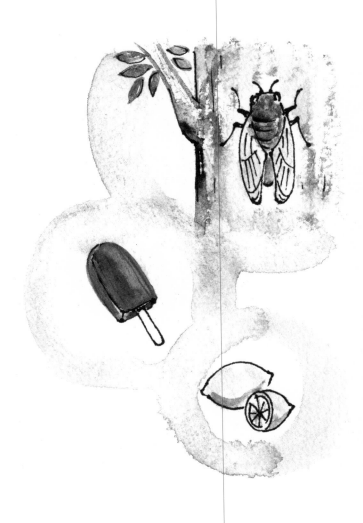

う。最初は考えながら創り出してもかまいません。

うまくいかないと感じている方でも、徐々にイメージは深まっていきます。回数を重ねるごとにうまくイメージできるようになっていくようです。

成功者もうまくいかない人も、イメージどおりの人生を歩んでいます

イメージの力はとても不思議で、パワフルです。

成功者と呼ばれる人やトップアスリートなど、子どもの頃の夢を実現した人の多くは、「夢を叶えている自分をイメージできた」と言います。もちろん世界と戦うアスリートとなれば、もって生まれた身体能力も関わってくるので、すべての人が思うとおりの夢を実現しているわけではありませんが、成功者と呼ばれる人は、当たり前のように成功するイメージを思い描いていますし、うまくイメージの力を利用して結果をコントロールしています。

ある水泳選手は、試合前の移動のバスの中で、優勝する場面を繰り返しイメージしたと話していました。1位でのゴール、表彰台に立つ感触、優勝できたという喜びの感情や自分の笑顔、心地よい疲労感、みんなの歓声などをありありと感じながら会場に到着して試合に挑み、結果、本当に優勝を勝ち取ったのです。「勝つのが当たり前だと思った」と話していたのが印象的でした。

反対に、うまくいかない人も同じようにイメージの力を使っています。それも、うまくいかないイメージを。

だからイメージ通りにやっぱり失敗した、となるのです。さらには、どうせ失敗するのだから最初からやめておこう……とチャンスをあきらめてしまう場合もあります。

以前のわたしもそうだったので、気持ちはわかるのですが、はじめからあきらめてチャンスを逃すのは、もったいないことです。

イメージセラピーによって潜在意識を癒すことで、失敗する、うまくいかないといった今までのマイナスのイメージは薄らいでいきます。

その後はぜひ、うまくいく人生を悠々と自分の足で歩んでいただきたいと思い、後半ではポジティブな人生を歩むためのイメージセラピーをご用意しました。

イメージを使って潜在意識を癒したら、今度はイメージを使って好きなことに邁進し、望む人生を引き寄せましょう。

イメージする環境の整え方・場の浄化法

イメージセラピーをする際、空間作りは大切です。

もちろん、次に紹介するすべてを揃える必要はありませんが、意識的に空間作りをすることで、安心してイメージの世界に入り、そのイメージを活かすことができます。

●音楽

この本には、イメージセラピーの音源を収録したCDをつけました。ぜひ聴いてみてください。

活字を読みながらイメージしたい人も、パートナーや友だちなどに誘導してもらってイメージしたい人も、落ち着いた音楽を流すのがいいでしょう。ネットの動画投稿サイトでも、ヒーリングミュージックの音源がたくさんアップされています。

選ぶ際には、穏やかで心地いいものが一番です。雑音があるほうがさまざまなアイデアが浮かんでくるという人も、潜在意識に入る時には静かな音楽がおすすめです。

くれぐれもご注意いただきたいのは、車の運転中は危険なので絶対に止めること。また、音源を聞いてイメージした直後は、寝起きのようなものです。しっかりと目覚めたかどうかを確認してから次の行動を起こしてください。

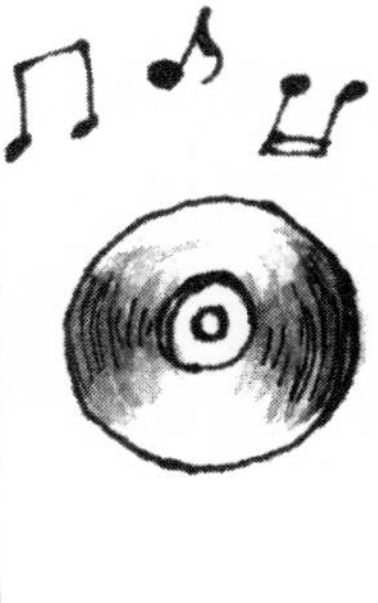

●香り

ほのかな香りは潜在意識に優しく誘うツールとなります。アロマオイルやお香は心地のよい空間作りや場の浄化のためには欠かせません。

アロマオイルでは、「ジュニパー」や「フランキンセンス」がおすすめです。「ホワイトセージ」というハーブを焚いてもいいですし、お香の場合なら、わたしは「白檀」が好きでよく使っています。

いずれもメーカーや産地などによって香りも違うようです。少し高価でも、できれば天然のものをおすすめします。もちろん、苦手な香りを無理して嗅ぐよりも、好きな香りが一番ですから、嗅いで気に入ったものを選んで使ってみてください。

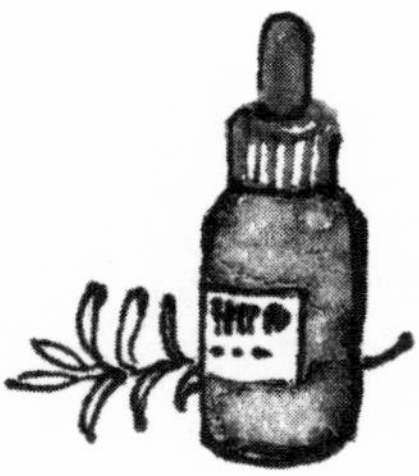

●照明

第4章のイメージセラピーは夜寝る前がおすすめです。第5章は、朝起きたばかりの時や、日中の明るい時間でも大丈夫です。

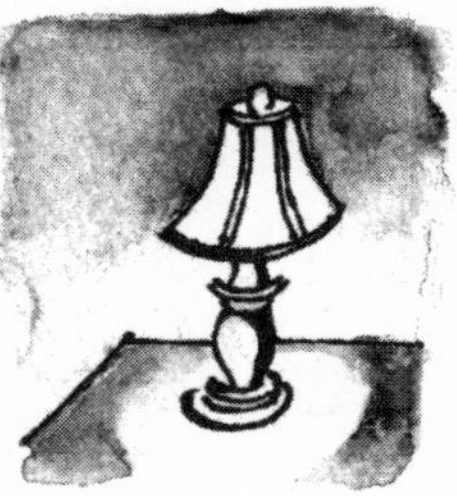

夜に行なう場合、あまり部屋が真っ暗だと、イメージする前に眠ってしまう可能性があります。優しいルームランプ程度の明るさがあるといいでしょう。ろうそくなど火を使った明かりは、そのまま眠ってしまった場合に安全面が心配ですので、絶対に止めておいてくださいね。

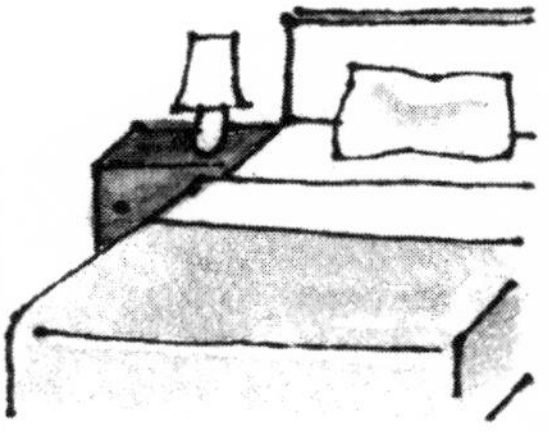

●部屋の浄化

部屋にごちゃごちゃとモノが溢れていたり、換気ができていないとネガティブな気が充満して、いるだけで思考が混乱しがちです。できる限り要らないものは処分し、掃除機をかけ、机や家具を拭き掃除して、部屋の空気を入れ替えましょう。

前述のアロマオイルやホワイトセージ、お香などは浄化にも役立つので、焚くことで場がすっきりします。掃除しても嫌な気分が抜けない時には、塩を小皿に乗せて部屋の四隅に置き、2週間くらいしたら取り替えるのがおすすめです。

新しいものを買い揃える時は、利便性よりも、ぜひ可愛いものや、あなたの心が喜ぶようなものを選んでみてください。

イメージをジャッジしない

イメージすることにまだ慣れていない時には、集中できなかったり、不思議なイメージが浮かぶこともあります。大切なのはどんなイメージが出てきてもジャッジしないことです。

ここでは「よくわからないイメージ」が出てきた時の取り扱い方についてお伝えします。

●日常の延長のイメージ

明日の仕事の心配や、テレビの話題など、日常の断片がさまざま浮かぶことがあります。いわゆる雑念です。そんな時は、テレビのコマーシャルを聞き流すように、消えるのを待ちましょう。

あまりに集中できない時は、同時に呼吸も浅くなっているようです。呼吸を深めると、自分の内面に入りやすくなります。

なるべく深く呼吸をし、息を吸いながら「1・2・3・4・5」、止めて「1・2・3」、吐く時にも「1・2・3・4・5」と、カウントしながら呼吸に意識を向けていきましょう。しばらくしたらイメージに集中できるでしょう。

●昔の嫌なことがイメージとして出てきた時

わたしたちは、あまりにつらい出来事があった時には、感情をすりかえたり、記憶を消すことでその場をなんとかやり過ごすこともあり、潜在意識につながることで、忘れた記憶が突然溢れることがあります。

そんな自分の中で対処できないほどのつらい感情を感じたら、無理をせず、すぐにイメージすることを止めましょう。そして湧いてくる感情や出来事に対して、良い悪いの判断をしないでください。責めないでくださいね。「その時の自分」を「よくがんばったね」とねぎらい、いたわってあげましょう。

それほどのつらい感情に直面した時には、経験を積んだ催眠療法士によるセラピーを受けることをおすすめします。ひとりで感情に向き合うよりも、深く心に向き合い、心を癒すことができるからです。

あなたに潜在意識と向き合う準備ができたからこそ、出てきた過去と感情なのです。

●前世のようなイメージ

時々、前世につながる方もいます。わたし自身も子供の頃から、夢で何度か前世のようなイメージを感じていますし、前世の記憶を持っていると言う人も実際にいらっしゃいます。

この場合も、イメージに対してジャッジしないことが大切です。前世にどのような経験をしていても、生まれ変わって今があります。生きているのはあくまでも今、この現実なのです。

どうしても気になるなら、ぜひヒプノセラピストのもとで「前世療法」を受けられることをおすすめします。

●何だかよくわからないイメージ

ファンタジーのような、天使や神様のような不思議なイメージ、あるいは悪魔のような怖いイメージが出てくる時があります。そんな時もイメージをジャッジすることなく、コマーシャルのように流れるのを待ちましょう。知る必要があれば、その場でメッセージが得られたり、後々にわかってくることでしょう。

天使や神様が出てくることは、別にすごい能力があるからでも、おかしい人だからでもありません。もしかしたら、本来見つめるべき心の問題から目をそらすために、必要のないイメージが出ているのかもしれません。いわゆる現実逃避です。

怖いイメージでも、天使や神様のイメージが出てきたとしても、どう判断するかはあなた次第です。必要のないイメージだと感じたら、流れるのを待ちましょう。

イメージセラピーのメリット・デメリット

イメージセラピーは潜在意識に直接働きかけるので、とても効果が得られやすい手法だとわたしは確信していますが、この世には万能なものはありません。

もちろんイメージセラピーにも、次のようなメリット・デメリットがあります。

●イメージセラピーのメリット

・手軽に心を癒すことができる
・リラックスできる
・個人的な悩みを話さなくてもいい
・毎日聞くだけでもいい
・値段が安い

●イメージセラピーのデメリット

・人によっては時間がかかる
・つらい感情が溢れ過ぎた時は、専門家の力が必要
・ひとりで向き合っていると効果がわかりづらい

場合によっては、最初は効果が得られないと感じるかもしれませんし、最初につら

い感情が溢れて、余計につらくなったように感じるかもしれません。ですが、それでもどうか自分と向き合うことをあきらめないでいただきたいと思います。

それだけ過去につらい感情を感じていた自分を認めて、いたわってあげながら、自分のペースで心の癒しを進めていただきたいと思います。何度も試すことで、日に日に心が軽くなっていることに気づくでしょう。

もしどうしても難しいなら、思い切って止めましょう。合わない人もいます。ですが、そういう方は、ぜひプロのセラピストの個人セッションを受けてみることをおすすめします。市販のＣＤやYouTubeなどのイメージ音源をいろいろと試してみたけれど、イメージが全然出てこなかったという方がわたしのサロンに来店されることもありますが、個人セッションだと皆さんイメージを感じ、感情を癒して、すっきりして帰っていかれます。

セラピストのもとで一度イメージのやり方をつかんだ後や、イメージを阻むメンタルブロックを癒した後は、音源があなたの心の癒しにより一層役立つことでしょう。

column 2

人に話を聞いてほしい時のコツ

生きづらさを抱えている時、話を聞いてもらったり、そばにいてくれるだけで心が軽くなることもあります。ですが、話したことで余計につらくなることもあります。ここでは、人に話を聞いてもらう時のポイントをお伝えします。

①最初にどうしてほしいか、はっきりと伝える

話の最初に「話をすることで□□になりたいから、あなたに○○してほしい」と望みを伝えましょう。思い切って伝えることで、相手は「どう対処したらいいのか」がわかります。「今日はただ、話を聞いてほしいんだよね」「あなたのアドバイスをもらえる?」「ひとりでいたくないから、今日はただ一緒にいて」など。最初に伝えることで、あなたも望む対応が得られやすくなります。最後には相手に感謝の気持ちを伝えましょうね。

②「私は……」とIメッセージで伝える

話をする時には、「私は……」と私を主語にして話しましょう。「私は……思った」「私は……感じた」など。これを「Iメッセージ」と言い、自分の意見に責任を持つ話し方です。その反対は「YOUメッセージ」と言い、相手を主語にした伝え方となります。「YOUメッセージ」では、相手を非難したり、評価する言葉が多くなりがちです。どうにもならないことをただ嘆いているのは愚痴です。聞いている側はとてもつらいものです。

③過度に求めない

あなたが話を聞いてもらおうとしている相手は、どんな人ですか？　パートナー、家族、友だち、飲み屋のママさんなど——。近しい相手に相談するのは、あまりおすすめできません。なぜなら人間関係がこじれる可能性があるからです。

相手のアドバイスで余計に混乱してしまったり、行動してうまくいかなかった場合、相手のせいにしてしまうかもしれません。そして何より、「絶対内緒ね」と話した秘密がまわりの人に筒抜けだったなんて、よくあることです。あなたが話すことでスッキリしたいように、聞いた相手だってスッキリしたいのです。

相手には過度に求めないことが大事です。なので、話を聞いてほしいなら、専門家であるプロカウンセラーや、傾聴を訓練した人などがおすすめです。

あなたの心の痛みが軽くなりますように。

第3章

生きづらさを癒した、勇気ある人たち

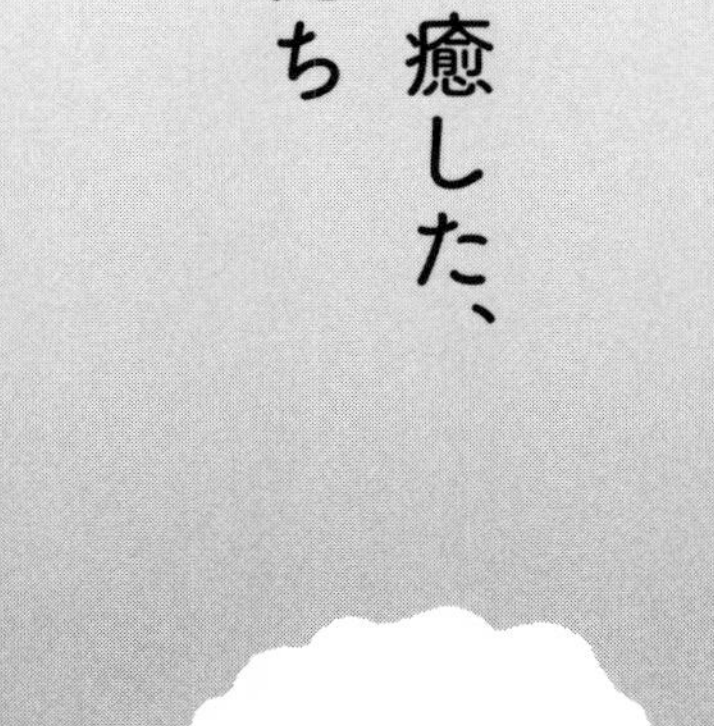

ここからは、イメージセラピーの効果をよりご理解いただくために、生きづらさを癒した勇気ある方々の例をお届けします。

サロンは誰にも言えない悩みを相談、解放する場所です。ごく個人的な秘密を打ち明けられることもあります。実際の事例ではありますが、クライアントさんの個人的なご相談内容であるため、次のような注意を払っていることをご理解ください。

・セッション後のアンケートでご本人のご了解を得たものだけを掲載しています（ブログ、ＨＰにアップしている例も同様です）
・ご本人だと特定できないように、内容を加筆・変更してあります
・実際の内容よりもシンプルに変更しています

イメージは、時にパワフルな効果をもたらします。

もちろん、誰しも同じような効果が得られるわけではありませんが、読んでいただいて、イメージセラピーで心を癒す際の参考にしてくださると幸いです。

楽しいことをしている時、いつも罪悪感を抱く

元気なファッションに身を包み、笑顔がかわいい20代の女性Cさん。ノリがよく、明るい雰囲気から友だちも多く、誘われてドライブやアウトドアなどに出かけることも多いのだそうです。

その彼女の悩みとは、「楽しいことをしていても、なぜか罪悪感を感じてしまう」ということでした。

気心の知れた仲間たちとの旅行。準備の段階では、みんなと楽しく盛り上がります。

しかし実際の旅行中、楽しいことをしているはずなのに、Cさんは胸が苦しくなってくるのだそうです。「なぜか悪いことをしている気がする」と。

誰かに迷惑をかけたり、悪いことをしているわけではないことは、頭ではよくわ

かっています。でも、なぜか罪悪感を持ってしまい、胸が苦しくなってしまうのだそうです。みんなが楽しんでいる横で、無理して笑顔でいることにも疲れたのだそう。

そこで、潜在意識に原因を探しにいくと、浮かんだのは、ランドセルを背負ってテレビゲームをしている、小学生の頃の自分の姿でした。


誕生日に買ってもらった人気のゲームソフト。

お母さんとの約束では「ゲームは学校の宿題を終らせてから」でした。ですが、クラスでも流行のゲームソフトです。学校でも休み時間に友だちから攻略法を聞き、授業中も頭の中はゲームのことばかり。家に帰るとランドセルをおろすのも忘れてテレビの前に陣取り、夢中になってゲームをしていました。その姿を思い出したのです。

「すごくおもしろい。でも、お母さんに見つかったら怒られちゃう!」

大好きなゲームのプレイ中、楽しくて高揚する感情とともに頭の片隅にあるのは、お母さんとの約束の宿題をまだやっていないという罪悪感と、見つかったら怒られる、というハラハラした気持ちでした。

楽しい、でも悪いことをしている、という2つの感情がこの時にセットになったようした。

潜在意識下で気づく（腑に落ちる）ことで、感情は解放されます。

大人になったら、宿題のことでお母さんに怒られることはありませんものね。

Cさんは、忘れた記憶の中ですごく悪いことをしていたのでは？　と心配していたのですが、原因がテレビゲームだとわかって、ホッとされた様子でした。

その後は、大切な仲間や大好きな彼との毎日を、思う存分楽しめるようになったとのことです。この出来事は、笑い話としてみんなに話しているのだそうです。

大勢の中にいても、いつも孤独感がある

ご主人とお子さんの４人家族を持つ、40代主婦のEさん。

お話を伺うと、現在、特に人間関係での問題は抱えていないようです。

週末には家族みんなでお出かけし、ご自身の家族や義理のご両親との関係も良好。

週３日勤めているパートでは、お客様の評判もいいようですし、職場の仲間とランチに行くこともあるのだそう。でも、いつもなぜか孤独感を感じるのだそうです。

思い返してみても、小さい頃からひとりになったことはありません。家族は祖父母と両親・３人兄弟で、学生時代も部活やサークルなどで仲間に囲まれ、友達も多く、いじめられた記憶もないのだそう。でも「いつも、心の奥で孤独感を感じてしまう」と言います。

潜在意識に入ってみると……

イメージの中で出てきたのは、お母さんがまだ幼い妹と弟の世話をしている横で、ぐっと我慢している6歳くらいの自分、Eちゃんの姿でした。

「お姉ちゃんだから、いい子にしなきゃ」と。

お母さんは愛情深い方。弱音を吐かず、看護師の仕事をしながら、大家族の食事や家事、妹や弟の世話など、いつも忙しくしていました。

Eちゃんはお母さんが大好きです。そのお母さんが大変そうだったので、本当はお母さんに甘えたかったのに、我慢して、何ともないふりをしていたのです。

寂しさをこらえている健気なEちゃんに、大人のEさんが声をかけます。

「寂しかったね。よくがんばったね。大丈夫、もうひとりじゃないよ……」

イメージの中で2人は自由に遊びました。イメージの中ではどんなことでも叶えられます。ブランコ、シーソー、ゴム飛び。疲れたらベンチに座って2人でアイスを食べて……。

Eちゃんは、子どもらしい無邪気な笑顔になった様子。

最後に、大人のEさんが、Eちゃんを抱きしめてすっと胸の中にしまいます。

自分の胸の中が一番安心できる場所です。

2人がひとつになった時、今まで感じたことがない安心感で満たされたようです。

「孤独な心の穴が埋まった気がします」

「すぐに帰って、家族みんなを抱きしめたいです」と柔らかい表情のEさん。

我慢癖からいつも遠慮していたことで、人との距離を感じ、孤独感につながっていたことに気づかれたようでした。

「大切な人たちに囲まれていたのに、目を向けることができなかった気がします。これから家族やまわりの人をもっと大事にして、いっぱい楽しいことをしていこうと思います」と、ステキな笑顔で帰っていかれました。

娘のことが心配で仕方がない理由

小学生の娘さんを持つ、30代主婦のFさん。
「娘が学校でイジめられている。トラウマにならないように娘を何とかしてほしい」とのご相談を受けました。

Fさんは最近、娘のGちゃんの様子が気になって仕方がありません。近所のお母さんから「最近クラスでひとりでいるらしいよ」と聞いたことから、不安と心配で胸が苦しくなってしまったようでした。Gちゃんは何も話してくれないし、学校の先生に改善をお願いしても「様子をみる」との返答で何も変わらない様子。このままGちゃんのトラウマになっては大変だと、2人でご相談にいらっしゃったのです。

ですが、当のGちゃんご本人は、特に希望されていない様子です。

こんな時は、お母さんの中に問題が隠れている場合もあります。「もしよければ」

と、別の時にFさんおひとりでお越しいただきました。

お話を伺うと、今までFさんは、ひとり娘のGちゃんが幼稚園や学校でイジめられないように、いろんな配慮をしてきたとのことでした。

たとえば、お洋服は汚れがないようにいつもきちんとさせていたり、おもちゃも欲しいものは不自由なく与えたり、毎年のお誕生日会はお友だちをたくさん呼んで盛大に開いたり、子ども会の役員になってまわりとよい関係を築こうとしたり。

Fさんは娘さんを愛情深く大切に育てられているようですが、同時に過度の心配によって縛りつけているようにも見受けられます。なぜそんなに心配なのでしょう。

Fさんの子どもの頃のことを伺うと、ほとんど記憶にないとのことで、潜在意識の中に原因を探しに行ってみることにしました……。


機械の音がガチャガチャします。

家の横が、両親が営んでいる繊維工場です。

小学校から帰ると、よく工場の中にいました。

私は無表情で立っています。本当に私なのかな？

両親は機械を動かすことに忙しくて、自分にかまってもくれません。

自分は何を感じているのかわかりません。

感情がないようです。


記憶とともに出てきた幼い自分は、まるで「知らない子」のような距離感です。

イメージの中で、子どものFちゃんにわたしが「もう大丈夫だよ。もうひとりじゃないからね」と声をかけると、頬から静かに涙が流れ落ちます。


セラピー後に尋ねると、「何で泣いたかよくわかりせん」とのことでした。

帰り際に「娘さんを大事にされているように、ご自身を大事になさってくださいね」とお伝えしました。

傷ついた過去に向き合う時、あまりに放置した期間が長いと、最初は受け入れるのに時間がかかる場合もあります。それでも、思い出したことにはちゃんと意味があります。

半年後、ご報告にといらしたFさんはとても明るいお顔です。

「あれから私が変わって、そしたら娘がとても活発になったんです」とのこと。

この半年間、真面目で一所懸命なFさんは、「インナーチャイルド」を意識して、イメージの中で大切にすることを実践されたのだそうです。

インナーチャイルドとは、「自分の中の内なる傷ついた子ども」を表わします。

「お風呂の中で、時々インナーチャイルドをイメージしては、娘と同じようにお世話をして、かわいがりました」と。そしてしばらく繰り返すうちに、本当は「心配してほしかったのは、自分だった」ことに気づかれたと言います。

その気づきから、Fさんは思い切って、行動を起こされました。お盆に実家に帰省した際、勇気を持って、ご両親に対して幼い頃のことを話してみたのだそうです。
「小学校の頃、イジめられてつらかった。でもお母さんは工場の仕事で忙しそうだったから、ひとりで我慢してたんだよ」と。

お母さんは、最初はびっくりしていたのですが「あの時は本当に忙しくて、気づく暇もなかった。悪いことしたね」と話され、思わず2人で泣いてしまったそうです。

今では、畑仕事が生きがいのご両親。工場は3年前に畳んだけれど、景気のよい時には、昼夜機械を回しても追いつかないほど忙しかったようです。Fさんは、ご両親が大変な苦労をして自分を育ててくれたことに気づいたのです。

「娘を心配することをやめ、人生楽しもうと決めました。時には家事を手抜きして、ずっとやりたかった乗馬をはじめたら、毎日が充実してきたんです」

連動するようにご夫婦仲もよくなり、Gちゃんは元気に学校に通えるようになったのだそうです。

お金をいただくことに、心のブレーキを感じる理由

「お金に対して、なぜかわからないけれど、『いただいてはいけない』って思ってしまうんです」と、営業職で40代男性のHさん。

Hさんの仕事は、飛び込みで新規顧客を獲得すること。明るくて礼儀正しいHさんは、客先に何度も訪問することや、信頼関係を築くことは得意のようです。お客様から顔を覚えてもらい、名指しで仕事をいただくこともあるのだそうです。ただし、実際に受注をもらう際は、嬉しくなるというよりも、どうも心にブレーキを感じてしまうと言います。

自社商品には自信があり、価格も適正だとわかっています。でも契約まで進み、お金をいただく段階になると、「こんなにお金をいただいてはいけない」と感じてしま

うのだそう。

同じ理由で、見積りや請求書を発行する際に金額をミスしたり、値引き交渉にも簡単に応じてしまうことで、上司に怒られたこともあるようです。

そのせいか、同期の社員と営業成績に差が出ているとのこと。

原因は何だろう？　と潜在意識に問いかけてみると……

「家にはお金がないんだ！」と、もうすでに亡くなっている、おじいちゃんの怒鳴り声が聞こえてきました。

いつも優しいおじいちゃん。親族の連帯保証人になったことで財産を失ってしまい、ある日を境に、夜になるとお酒を飲んでは暴れていた記憶が出てきました。

「おじいちゃんが怖い人になったのは、お金のせいだ」

でも、この記憶と「お金をいただいてはいけない」という思いは、Hさんの中ではあまり結びつきません。さらに別の過去の出来事を探っていくと……

お母さんの怒った声がします。

おじいちゃんはある時、「好きなものでも買いなさい」と自分にお小遣いをくれました。

大喜びでお母さんに見せると、お母さんは突然キツい口調になって、「そのお金、返していらっしゃい」と怒りだしました。

お金は取り上げられ、頭を叩かれ、お金はおじいちゃんに返されてしまいました。


思い出すことで、さらに気づきがあったようです。

小さい頃、テレビを見る時は、おじいちゃんのひざの上が特等席だったこと。

おじいちゃんは事業家で、いつもたくさんの人に慕われていたこと。

残った借金は、母と父が一所懸命働いて、すでに返しきっていること。

思い出すことでHさんは勇気が出たようです。

「自分はみんなに愛されていた。家族はみんな働き者で、お金を稼ぐのがうまかった。自分にもできるはず」

この気づきによってHさんは、仕事がどんどん楽しくなり、お客様にも臆することなく、営業できるようになります。

「お客様が、次のお客様を紹介してくれるようになりました。運がいいねと言われ、自分でもそう思います」と、嬉しいご報告をいただきました。

耳鳴りの原因は、お父さんの怒鳴り声だった

体の不調、症状は潜在意識からのメッセージ。時には、心だけでなく、現在抱えている体の痛みや症状に意識を合わせて、催眠誘導を進めることもあります。

原因を探ることで気づきが得られ、不安が軽くなったり、自己治癒力が上がり、症状自体が改善に向かう場合もあります。メッセージを受け取ることもあります。

これからご紹介する事例をご覧いただくことで、あなたが現在抱えている体の不調などの原因を探る糸口になれば幸いです。

耳鳴りに悩んでいるという、30代女性のIさん。

時々、キーンとする耳鳴りがするのだそうです。

そのせいで、集中して人の話が聞き取れない時があり、重要な仕事を任される立場にいるため、大変困っていらっしゃるご様子。

特に大声で話す人の声が聞こえてくると耳鳴りが激しくなり、相手が普通に話していることはわかっているのだけど、まるで「耳の前で声を遮断している」ように、キーンと聞こえてくるのだそうです。

病院に行っても何も異常は見つからず、このままでは仕事場で相手に失礼な思いをさせてしまうのでは、との理由でわたしのサロンにお越しくださいました。

潜在意識に「耳鳴りの原因」を探りに行くと……

実家の裏にいます。自分はまだ幼稚園……5歳くらいでしょうか。
家から離れたところで、家を眺めています。
中からお父さんの怒鳴り声が、ここまで聞こえてきます。
威圧的なお父さん。
すごく嫌な声で、大声で怒鳴っています。

ストレスを感じています。耳を塞ぎたい。

イメージの中で、怖いと感じたその場所を離れ、
安全で心地のいい場所にたどり着きました。

高原の野原にいます。
自然の音を感じます。
風で草が揺れる音、鳥のさえずり、小川のせせらぎ……

優しく心地のいい音をしばらく聞くことで、すっきりされた様子でした。

ここでも、原因がわかり、納得することで、症状はおのずと改善に向かいます。

さらにイメージの中で、怖いと感じた場所から出て、新しく心地のいい場所で、優しい音に耳を澄ます自分へと変わったことで、潜在意識下での心の傷が変化していきました。

理由がわかったことで耳鳴りも少しずつなくなり、その後は人の話を集中して聞けるようになったとのことでした。

飲み会に自分だけ誘われなかったことで、イライラ感情が噴出

営業事務の30代のDさん。男性ばかりの部署で、女性はひとりだけという環境で働

いています。職場での人間関係は悪くはありません。

そんなある日、部署内で開催された飲み会に「自分だけ誘われなかった」ことでイライラ感情が噴出。眠れない夜を過ごし、「こんなにイライラしたままでは、会社にいけない」とお越しになりました。

「営業の人だけで大事な話があったと思うんです。頭では理解しているのですが、どうしても感情が止められなくて……」

昨夜はよくお休みになっていないだけあって、疲れた顔をされています。それでも体は落ち着きなく絶えず動いています。

潜在意識の中で出てきたのは、擬人化した感情でした。

真っ暗な中で、まったく対照的な2人の姿が浮かび上がってきました。よく見ると、両方とも自分のようです。過去の記憶ではなく、何かを知らせる象徴として、2人の自分が出てきたようでした。

「ひとりは強そうな、女戦士です」

中世の戦士の鎧を着た、ジャンヌダルクのような強い女性を感じたようです。横に大きく手を広げて立っている勇敢な姿ですが、間違いなく自分です。自信に満ち溢れ、いかにも強そうな様子です。後ろの自分に向けて「守ってやるから安心しな」と声をかけています。

「もうひとりは、ひどく怯えています」

2人目の自分は、戦士の陰に身を隠しています。身体を小さく丸め、ビクビクとまわりを警戒し、いかにも気が弱そうです。


ハッと気づいたようです。

「女戦士はイライラ感情です。後ろに弱くて怯えた自分を隠していたんです」

擬人化した2つの感情。どちらの感情も、思い当たるようです。

怯えた感情は、「幼い頃、クラスで友だちに無視されて、人が怖くなった」から。

小学生の時、いつものように学校に登校すると、いつも一緒だった仲良しグループから理由もわからず、突然無視されたことがありました。しばらくして収まったものの、それ以来、人前では明るく振る舞ってみせても、内心いつもビクビク怯えてしまうのだそう。思春期になると親や先生に反抗して強がっていたけれど、本当は怖くて、でもその感情を隠していたのでした。

「イライラの感情は邪魔で悪いもの、必要がないからなくしたいと思ってた」

イライラも、怯えも、傷ついた経験からでき上がった感情。

イメージが浮かんだことで、どちらも、愛すべき自分の側面だと気づいたようです。


「2人は手をつないでいます」

女戦士と怯えた自分の2人が横に並びました。

どちらかが守り、隠れるという前後の関係でなく、並んでともに歩む姿。

その姿を見たことで、心の奥のほうから感謝の気持ちが湧き出て、すーっと心が穏やかになったようでした。

不思議なイメージが出てきましたが、本人は納得されたご様子。すっきりとした顔で帰っていかれました。

その後伺った話では、思ったとおり、飲み会に誘われなかった理由は大したことではなかったようで、以降は自分から積極的に「今度飲みに行きましょう」と声をかけることができるようになったそうです。時々はイライラすることはあるけれど、以前より長引かなくなったとのことです。

子宮筋腫が教えてくれた、お父さんへの想い

子宮筋腫の手術を控えていらっしゃる40代のJさん。筋腫があることが嫌で、その事実を認めたくないとも思っているのだそうです。

潜在意識に入った時に、イメージの中で筋腫に意識を合わせると、出てきたのは「大嫌いな」すでに亡くなられたお父さんでした。

小さい頃の家の中、お父さんがいます。嫌な気持ちです。

お父さんに、子どもの頃に感じていた本当の気持ちを思い切って伝えます。

「お散歩、いつも妹とばかり行っていたけど、本当は私もお父さんと一緒に行きたかった」

お父さんは、「なんだ、お前のほうこそ父さんとは行きたくないと思っていたよ」とびっくりした様子です。

イメージの中で親子水入らずの時間を楽しみました。

お父さんの大きな手をつないで、2人だけで散歩に行きます。

駄菓子屋で、お菓子の入ったキャラクターのついた紙のバッグを買ってくれました。

実際にはもう亡くなっているお父さんへの気持ちが溢れます。「もっとかまってほしかった。もっと私を見てほしかった。もっと一緒に遊びたかった」と。

子どもの頃や思春期には反抗していてできなかったことも、イメージの中では何だってできます。

2人でキャッチボールして、ダンボール滑りをして、思いっきり笑います。思い返してみれば、お父さんもずっと我慢ばっかりの人生でした。

「お父さんのこんないい笑顔、はじめて見た」

「お父さんのこと、大嫌いだったけど、思春期の時にグレて殺したいほど憎んでいたけど、今は大好き」

お父さんでよかった。やっと本当の親子になれた気がします。

お父さんからメッセージが届きました。

「無理せず、自分の人生を生きればいい。何も心配しなくていい、大丈夫だから」

そして、子宮筋腫からもメッセージが届きました。
「自分を大事にしなさい、女であることを楽しんで」

お父さんへの感情が溜まっていたようですね。

お父さんを嫌いだと思ったことにも、ちゃんと理由がありました。もうすでに亡くなったお父さんに、イメージの中で本当の気持ちを伝えたことで、お互いが理解し合え、本当の親子になれたと感じられた様子。

ご報告をいただいていないので、その後どうなったのかはわかりませんが、「お父さん大好き」と感じたことは、心の大きな変化となったことでしょう。
大泣きされていましたが、とても穏やかな表情で帰っていかれました。

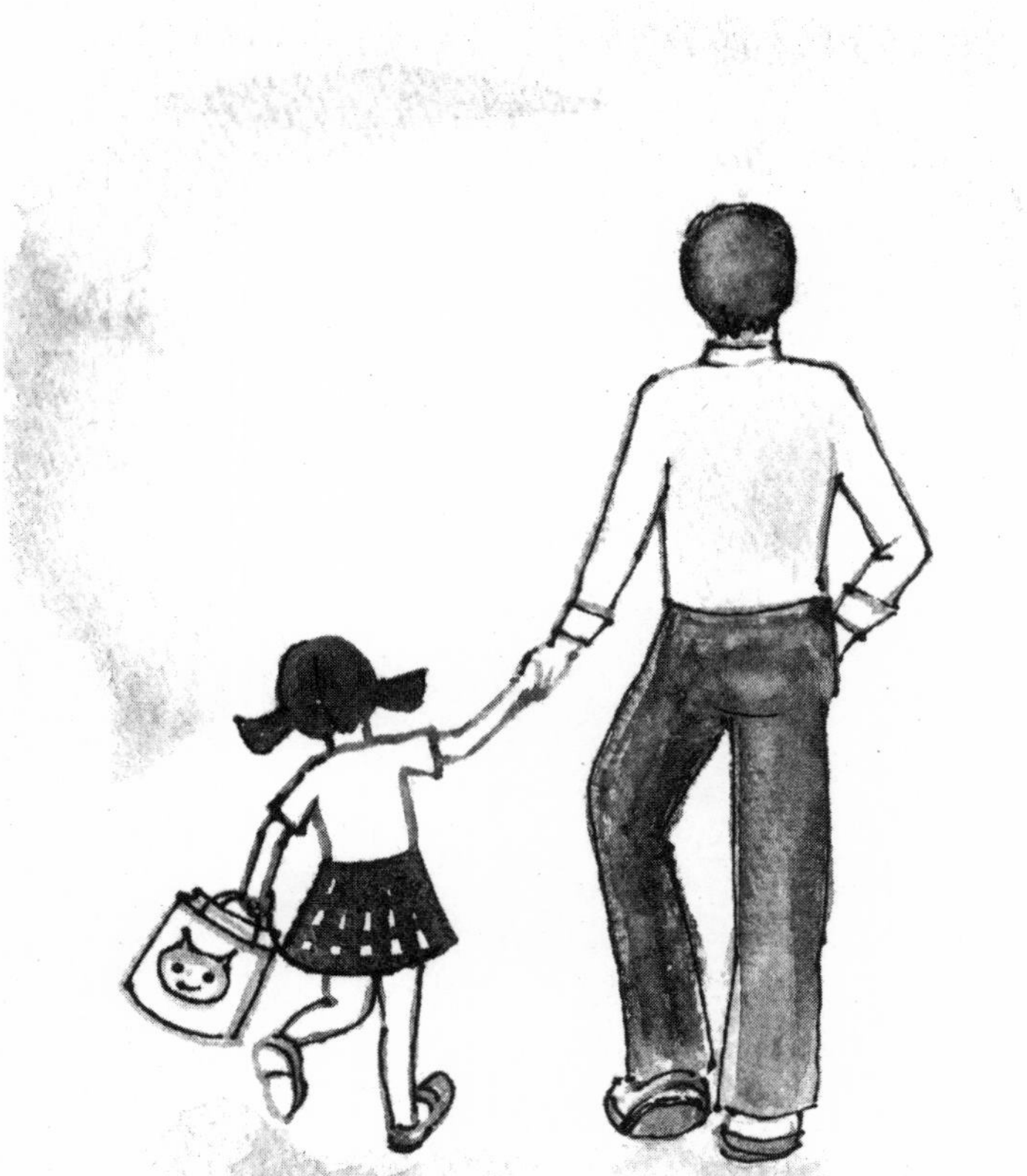

原因不明のうまく話せない症状から、発表できるようになるまで

幼い頃から鉄道が大好きな40代男性のKさん。

4年前に突然声がうまく出なくなったことからはじまった、ドクターショッピング。耳鼻科、神経内科や脳神経内科、精神科に行っても異常なしと言われ、リハビリやカウンセリング、鍼治療などでも改善が見られず、その中でやっと痙攣性発声障害の疑いと診断され、それでもよくなる兆しが見えずに悩んでいたところ……ある歌い手さんが、ヒプノセラピーによって改善したという話をネットで読まれ、藁にもすがるお気持ちでご来談くださいました。

口を思ったように動かすことができないため、途中、口ごもりながら、身振り手振りで丁寧にお話しされるKさん。優しくて誠実なお人柄が伝わります。どれだけつらかったことでしょう。

痙攣性発声障害とは、原因不明でいまだ治療法も確立していないのだそう。さらには、他の方々とどうやら症状が違うらしく、「疑いあり」の状態であることによって、余計混乱しているようでした。

「以前は朗読会の舞台で発表したり、話すことを楽しんでいました。ですが今ではこんな調子でうまく話せないから、職場でも裏方に回されてしまいました」

子どもの頃から鉄道が大好きで、念願かなって鉄道関係に就職したものの、職場での人間関係やお客様対応でクレーマーに悩まされ、うつで休職したことなど、苦労された経験もお話しされます。

「この話し方のせいで、あからさまに馬鹿にする同僚もいて、イライラするし、またその同僚に何か言われるんじゃないかと怖いし、本当につらいです」

症状はメッセージ。潜在意識はKさんに何を伝えたいのでしょうか？

このセッションでは、潜在意識下でさまざまな場面をたどりました。印象的な場面のひとつが、次の場面でした。

「あの同僚がいます。早くどこかに行ってほしい。じーっと睨んできます。まるで出来損ないの息子を見ているような目で見てくる……」

同僚を通じてお父さんを見ているようです。過去に何があったのでしょう?

幼い頃の記憶に戻っていきました。

勉強部屋で机に向かっていると、口を一文字に結んだお父さんが睨んできます。

「お父さんは勉強ができたかもしれないけれど、自分は何がわからないかも、わからないんだ。僕への高望みはやめて。怒らないで、僕を自由にして」

お父さんは自分だけでなく、お母さんとも激しい喧嘩をしたりと、いつも怒っています。

どうしてそんなにいら立っているのでしょう。

理解するためにお父さんの意識の中に入ると、切ない思いが伝わってきました。

(とても不思議ですが、ヒプノセラピーでは、相手の気持ちをさらに深掘って知ることができるのです)

「息子が勉強嫌いな理由がぜんぜん理解できない。自分の幼い頃は本当に貧乏で、勉強部屋なんてなかった。床で本を読んでいた。必死で勉強してきた。おかげで今は家族を養えている。息子にも勉強して、将来は高給取りになってほしい」

お父さんは戦後生まれ。日本中が飢えて貧しかった時代に少年期を過ごし、長男として我慢を重ねながら必死に勉強して生き抜いてきました。

そのがんばりによって、今は稼ぐことができて、大切な息子に勉強部屋という安心して勉強できる空間を与えている。

必死に生き抜いてきたお父さんにとって、安心して勉強できる場所は幸せの形だったのです。

お父さんのいびつで不器用な愛が伝わります。

同時に、お父さんの我慢やいら立ちのエネルギーが世代を超えてKさんに内在化して、何十年経っても苦しめているようでした。

イメージの中で、丁寧にお父さんの感情エネルギーを解放しました。

すると……お父さんはほどけて優しいお顔に。

イメージの中で一緒に鉄道を見に行きます。

幼い頃のKさんにとって、両親が喧嘩ばかりしている家は、安心できる場所ではありませんでした。だから大好きな電車を見るために駅に行き、駅員さんにかわいがってもらい、楽しんでいました。

イメージの中のお父さんはびっくりしています。

「駅にいる息子は本当にいい顔だな……。お前は大切な息子だ。お母さんと仲よくするから、安心しろ……」

(内在するお父さんのイメージが変わることで、わたしたちの社会との関わりも自ずと変わります。怖いお父さんが、認めてくれるお父さんへ……。内面が緩んで愛のエネルギーで包まれる瞬間です)


その後、苦手な同僚のつらい気持ちを深く理解してから、「インナーヒーラー」と呼ばれる、免疫力を擬人化した癒しの神様からメッセージを受け取りました。

「そのうち治るから安心して。もっと人に頼りなさい。怒っちゃダメ。おいしいものを食べて、好きなところに行けば、怒りはおさまるから」


Kさんはその後続けて3回セラピーを受けることで、心の癒しを深めていきました。


その半年後にお会いした時には、滑らかにお話ができていて、本当にびっくり！驚くとともにとても嬉しかったです。

お話を伺うと、痙攣性発声障害の患者会に入り、さらにはサポート役まで引き受けて、最近、名古屋で患者会を開いたとのこと。

「みんな本当に温かくて、すごくいい人たちなんです」と笑顔でお話しするKさん。皆さんとのハートフルな関わりが伝わります。病気はとてもつらいものでしたが、同じ痛みを知り、支え合う仲間を見つけたようです。

Kさんからは、回復する力「レジリエンス」を教えていただきました。レジリエンスにはさまざまな解釈がありますが、私は「困難に直面して回復する際に、その経験を通じて得た学びやパワーによって新たなステージへと羽ばたいていく力」と捉えています。

余談ですが、本書で紹介させていただくにあたり、LINEで打診をした日も、「ちょうど今から、あるアナウンス研究会で10人の前で鉄道放送について講義をするんです。2007年以来です。ガチガチに緊張しています。ぜひ応援してください」とKさん。結果は、途中で舌の回りが悪くなった部分もあったようですが、拍手喝采とたくさんの質問を受けるなど、世界が広がっているようでした。

Kさんの症状に関して、ヒプノセラピーの効果があったのか、はたまた他の治療が効いたのか、複合的によくなる作用が働いたのか、わたしにはわかりません。

ヒプノセラピーは医療の代わりになるものではありません。ですが、レジリエンスを得て、Kさんがこれからどんな人生を歩まれるのか、楽しみでなりません。

column 3

相手を助けるつもりが、問題が大きくなる「共依存」という病

あなたは、身近な大切な人の問題に振り回されて苦しくなっていませんか？　相手を助けるつもりで問題が大きくなっているなら、それは「共依存」という状態です。

・息子のギャンブルやゲーム課金による借金を肩代わりして払う母親
・仕事をコロコロ変える夫の代わりに、身を粉にして働く妻
・自殺をほのめかす彼女を助けるために、いつもそばにいようとする彼
・子どもの将来が心配で過干渉になり、夜も眠れなくなっている親

共依存の人は、問題を抱えた人を支えているつもりで問題を肩代わりするので、当人は何も困ることはありません。なので、相手はたとえ人生が破綻することがわかっていたとしても、自分勝手に問題行動を繰り返し、結果、お互いが泥沼にハマってしまいます。

セラピーの相談者さんにも、共依存状態の方は多いようです。共依存を知らない場合もあれば、自覚しているのにやめられない方もいて、依存症の怖さに気づかされます。

共依存と回復について、専門家（依存症回復施設一般財団法人ワンネス財団、日本ファ

ミリーインタベンションセンター代表池田秀行さん）にお話を伺いました。

「共依存の方は、生きづらさを抱えています。自分を差し置いて、相手に時間もお金も労力も与え、人に尽くしすぎて自分を愛せていない状態にあります。

原因には、生育環境、依存症の家族がいた、他人軸で生きてきたことで自分の気持ちや考えが言えない、相手の表情を気にしすぎてしまう、心の境界線の曖昧さなどがあります。

回復のためには、まずは自分を愛すること、自己犠牲になっていないかを振り返ること、自分と他人との境界線を意識すること、人から嫌われることを顧みないこと、自分の意見をしっかり伝えることです。

依存症の回復が難しいように、共依存からの回復には長い時間がかかり、1人ではとても難しいと言われます。だからこそ、施設や自助グループ、回復プログラムが助けになります」とのことです。

共依存の方は、本来はとても我慢強くて、善良な人が多いようです。今あなたが誰かの問題に巻き込まれているなら、今のやり方では解決しません。書籍などで共依存への理解を深めるほか、専門家への相談が近道となりますので、全国各地にある依存症回復施設や共依存の自助グループなどに一度相談してみてください。

第4章

ありのままの自分を愛し
インナーチャイルドを癒す
イメージセラピー

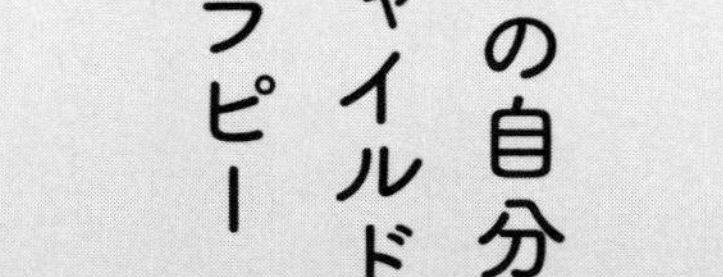

心と体を癒すイメージセラピーの進め方

ここから、生きづらさを癒すためのイメージセラピーをご紹介します。
今までご紹介した生きづらさの癒しは、「インナーチャイルドのイメージセラピー」によって進めることができます。ぜひ実践していただきたいと思います。

わたしの経験の中から、より多くの方の悩みに沿えるよう、あなたの心に響くよう、言葉を紡いで作り上げています。ですが、ひとりとして同じ人はいないように、悩みも感じ方も人それぞれ、心の癒しも「この方法さえやればＯＫ」はありません。

わたし自身、実際にセラピーをする際にはいつも試行錯誤、心の癒しのためにできる限りを尽くしていきます。ですので、はじめは思うようにいかないと感じたとしても、あきらめずにイメージセラピーによって潜在意識の癒しを進めていただきたいと思います。

目的はあなたの潜在意識の癒しです。イメージセラピーでうまく感じることやイメージが見えることではありません。うまくいかなくても、あきらめずに何度かチャレンジしてみることをおすすめします。

生きづらいと感じている、いわゆるネガティブな状態から、無理にポジティブな状態まで心を引き上げようとせず、まずは中庸と呼ばれる、フラットな状態（心が穏やかで落ち着いている）まで自然に上がるのをめざしましょう。

この章のイメージセラピーがしっくりいかないと感じたら、次の章のイメージセラピーからはじめていただいても大丈夫です。そちらからはじめるほうが向いている方もいらっしゃることでしょう。

さて、この章のインナーチャイルドのイメージセラピーは、1日の中でその後の予定がない時間に行なうことをおすすめします。イメージする時、思わず涙を流すこともあります。泣くことは浄化と解放になるのでぜひ実践していただきたいのですが、気兼ねなく感情に向き合える、ひとり静かな時間を作り出していただきたいと思います。

イメージセラピーに入る前には、第2章でお伝えしたように部屋を浄化し、アロマを焚き、照明を整えて、夏は暑過ぎて気が散らないように、冬なら寒くないようにしてから、音源を聞いてイメージしていきましょう。

インナーチャイルドのイメージセラピー

インナーチャイルドとは「内なる傷ついた子ども」のことを表わします。子どもの頃、家族やまわりの人たちとの関わりの中で、つらいと感じた出来事によって、傷つき、怯えたまま、記憶の中に留まっている子どもの自分自身を言います。

このイメージセラピーでは、イメージの中でインナーチャイルドに出会い、大人のあなたがありのままに受け入れることで、心の癒しへと導いていきます。

インナーチャイルドに出会ってどう反応するかは、人それぞれです。


つらい感情が出てきて驚く人もいます。

やっと会うことができた、と感じる人もいます。

記憶の中に置いてきた、という感覚になる人もいます。

（自分自身であるはずが）知らない子だ、と感じる人もいます。

すっかり忘れていた、と感じる人もいます。

見たくない、認めたくない、と思う人もいます。

今の自分と何も変わらない、と気づく方もいます。


インナーチャイルドを癒すことで得られる一番大きな効果は、安心感です。それ以外に穏かさや楽しさが得られたり、まるで子どもに戻ったように顔には笑顔が溢れ、好奇心が湧いてきて、行動的になったという方もいます。

そして、イメージの中での自分とインナーチャイルドとの距離感は、不思議とまわりの人たちとの関係性にも似ています。インナーチャイルドを癒すことで、いつの間にかまわりの人と良好な人間関係を築けるようになるようです。

実は、わたし自身がインナーチャイルドを癒すことで人生が変わった経験があるので、パワフルな手法だと実感しています。

どうかあなた自身がインナーチャイルドと向き合って、ぜひ一番の味方、お友だちになってあげてください。あなたのことを理解できるのは、世界中でただひとり、あなたしかいないのですから。

TRACK 1

【インナーチャイルドを抱きしめるイメージセラピー】

ゆったりとした姿勢になって、目を閉じましょう。
体の力を抜きながら、深い呼吸をしましょう。

なが〜く、息を吐いて。
（約５秒）
今度は、ゆったりと息を吸って。
（約５秒）

このまましばらく呼吸に意識を向けましょう。

吐き出す時は、口角を上げて優しく微笑みながら吐き出しましょう。

息を吸う時には、遠くのアロマの香りを嗅ぐように優しく吸い込んで……
関係がない雑念が心に浮かんだら、そっと横において……
ただ呼吸に意識を向けましょう。

ひと呼吸ごとに楽になって、
ひと呼吸ごとにぐんぐんと深く潜在意識につながっていきます。

そのまま、あなたが草原にいるようなイメージをしましょう。
おだやかで美しい、自然のエネルギーに満ち溢れた草原。
かつて訪れたことのある場所でも、写真や映像で見た草原でも大丈夫です。
その草原が、見えていなくても大丈夫です。

ここは、安全で守られた、心地のよい、あなただけの空間です。
草原を感じていきましょう。

草の色を、長さ、やわらかさを、広がりを感じましょう。
優しい風に乗って届く、草の香りを感じましょう。

空を見上げましょう。空の青さを。雲はありますか？
暖かな日差しを感じましょう。
その空間の広さを感じていきましょう。
そのあなただけの安全な場所で、ゆったりとくつろいでいきましょう。

さぁ、あなたの目の前に、小さい頃の自分、
インナーチャイルドをイメージしましょう。

見えていなくても全然かまいません。
何となくいるとイメージするだけでも大丈夫です。

そのインナーチャイルドは、何歳くらいですか？

どんな髪形をしていますか?
どんな服装をしているのでしょう。
どんな表情をしていますか?
どこにいるように感じますか?
どんな感情を感じていますか?

しばらくは、感じていきましょう。

何をしていても、どんな表情でも、どんな感情でもいいのです。
ただ、そのままを感じましょう。

もし、あなたの中で批判や判断の気持ちが湧いたら、そっと横に置いて、
ただ感じましょう。

インナーチャイルドは、ただその時、環境・状況を、

見て・聞いて・肌で感じて生きていました。

何を思っても、どのように感じても、どんな行動を起しても
何も間違ってはいません。それでいいのです。

「出てきてくれてありがとう」

このインナーチャイルドを世界中で一番よく知っているのは、あなたです。
そして、あなたはこの子にとっての一番の理解者になることができます。

「待たせてごめんね
これからはずっとそばにいるからね
大丈夫、もうひとりじゃないよ
仲よくしようね……」

その子は何か話したいのかも、聴いてほしいかもしれません。
もし、言葉が伝わってきたら、そのまま受け取りましょう。

もしその子がしたいことがあれば、一緒にすることだってできます。

子どもは遊ぶことが大好きです。
ここは何でもできる不思議な空間です。
シーソーやブランコ、絵を描いたり、ゲームをしたり
仲よく2人で一緒に遊んで、あなたも一緒に楽しみましょう。
うまくできたら、ちゃんと認めて、褒めてあげましょう。

それとも、お買い物に行きたいのかもしれません。
近所の駄菓子屋さん？　デパート？　おもちゃ屋さん？

大人のあなたは、どこにだって連れて行けるし、

もう何だってしてあげられるのです。

「これからは一緒に楽しもうね。
あなたが必要なんだ。
一緒に力を合わせて人生歩んでいこうね」

インナーチャイルドを優しく抱きしめて
その感触を感じて、体温を感じて……
あなたの胸の中にそっとしまいましょう。

さぁ、2人はひとつになりました。

胸の中で、インナーチャイルドはどんな様子でしょうか?
あなたはどんな気分を感じていますか?

温かく穏やかな感触を感じたら、胸から体中に広げていきましょう。
つらい感情を感じたら胸に手を当てて、胸を優しく暖めてあげましょう。

「もう大丈夫だからね……」

あなたのインナーチャイルドは、一番安全な場所にいます。
心の声を感じたら、胸に手を当てることで、いつでも安心感を感じることができます。

そして、あなたに神聖な光が降りてきて、すべてが光で照らされていきますよ。
1・2・3……
神聖な光のエネルギーによって、すべて光に変わっていくのを感じていきましょう。

その感情、過去、出来事も、記憶に残る言葉も、あなた自身も、関わる人も……

すべてが美しく、神聖な光で照らされて
ただ光そのものになっていきます。
すべてが光のエネルギーに変わっていくのを、ただ見守っていきましょう。

このまま眠りにつく人は、この光とともに眠りにつきましょう。
目覚めの時には、心も身体も軽く、穏やかな感情とともに、すっきりとしていますよ。
それとも、このまま起き上がる人は、深くて力強い呼吸を繰り返して
手を振って、少しずつ身体を動かし、
完全に身体が動くと感じたら、自分のペースで起き上がりましょう。

お疲れさまでした。

インナーチャイルドのイメージセラピーの後に「あれ?」と思ったら

インナーチャイルドの癒しはいかがでしたでしょうか? 何歳の、どんな子に出会えましたか?

インナーチャイルドのイメージセラピーでは、人によってさまざまな感情を感じるようです。たくさんの涙とともに、一度でスッキリする方もいれば、うまく見えない、よくわからなかったなど、もやもやした方もいるかもしれません。

ここではインナーチャイルドの癒しによって「あれ?」と思われた方や、セルフケアについてお伝えします。

●インナーチャイルドが出てこなかった、何だかよくわからなかった場合

残念な気持ちでしょうが、ご安心ください。繰り返しお聴きになることで、ふと、出てきてくれることもあります。イメージセラピーは、一所懸命にがんばってという

より、力が抜けているほうがうまくいきます。ぜひ気持ちを緩めて、「今度は出てきてね。会えたらいいな、一緒に遊ぼう」くらいの感覚でイメージしてみてください。会えた際には、いっぱい感謝を伝えてあげてくださいね。

●元気なインナーチャイルドが出てきた場合

傷ついたインナーチャイルドに会える……と思ったら、元気いっぱいの明るい子で拍子抜け、なんてこともあります。その場合、潜在意識で元気な子が出てきたことに意味があります。ぜひ一緒に遊んで、あなたも楽しみましょう。

明るく見えても、心を閉ざしていたり、無理に笑って元気に振る舞っている子が出てきた時には、ぜひ優しく受け止めて、ただ寄り添ってあげてください。心を開くまでには時間がかかるかもしれませんが、あなたが時間をかけて向き合おうとすることで、少しずつ心を開いていくことでしょう。一度で解決しようとせずに、何度もこのイメージセラピーを繰り返してみてください。

●セラピー後、モヤモヤした、嫌な気持ちになった、ひどく疲れた場合

ごく稀にですが、イメージセラピーを聴くことで、嫌な記憶がありありと蘇り、不安感や嫌な気持ちにとらわれてしまう方もいらっしゃいます。過去にとてもつらい出来事があり、心に蓋をして感じないように生き抜いてきた方に起こるケースのようです。

セラピー後に（他の心理療法やカウンセリング、誘導瞑想、ヨガ、ボディワークなどでも同様）、無意識の中に抑圧されていた過去の不安や緊張、外傷体験のつらい気持ちが再現されて解放されることを「解除反応」と言います。それ自体は変容のプロセスとして起こることなのですが、情動が溢れると対処に困ることでしょう。

心を癒す時に大切なのは、あなたが、自分のどんな感情や気持ちにもＯＫを出して「いいよ」と寛容になること。「わたしは本当によくがんばっていたな。今はこの気持ちになってもいいや」と自分に言ってあげてください。自分の気持ちに「感じていいよ」とＯＫを出すと、不思議と心と体の力が抜けて緩んできます。その後、あまり考

えずにゆっくりとお休みになるといいと思います。よくがんばられました。

それでも嫌な気持ちにとらわれてしまうなら、それはセラピーのタイミング。経験豊富なプロのヒプノセラピストにご相談されることをお勧めします。


インナーチャイルドが癒されると、「ワンダーチャイルド」になると言われます。自由奔放、好奇心いっぱいで天真爛漫な本来の子どもらしい感覚が、ワンダーチャイルド。

その子ども心が戻ってくると、大人の理性を持ちながらも、快活で、愉快、可能性を見出しながら人生を歩んでいくことができます。ぜひその感覚を大切にして、思う存分楽しんでくださいね。

column 4

NOと言えないのは、バウンダリー（境界線）が曖昧だから

私たち日本人は欧米人と比べ、バウンダリー（境界線）をうまく引けない人が多いと言われます。農耕民族であった日本人は、村人同士が支え合って、相手を察して暮らしていたので、境界線はあまり必要なかったのです。

現代社会においては、人間関係での境界線が曖昧だと、生きづらさを覚えます。

あなたには、いつもなぜか自分にだけ怒りをぶつけてくる人がいる、一緒にいると楽しいけれど、エネルギーを吸い取られているように感じる人がいる、人に依存されて疲れる……なんてことはありませんか？　それはあなた自身の境界線の曖昧さに問題があるのかもしれません。

境界線は目に見える形だけでなく、怒っている人がいるとなんだか威圧感を感じるなど、雰囲気や、空気のように見えない形でも存在しています。

そして、境界線の曖昧さは、幼い頃に身につきます。たとえば、お母さんが過干渉だった、お母さんがいつもつらそうで可哀想だから助けていた、お父さんを怒らせないようにいい子でいた、などの場合には、大人たちがあなたの境界線を越えていて、あなたは自分

よりも親の機嫌を優先させ、境界線は曖昧になります。そのパターンは、大人になった今の人間関係にも当てはまります。

では、どのように対処したらいいのでしょう。

健全な境界線を守るには、モヤモヤしたら「NO」と言うことです。断ること、嫌だと伝えることに抵抗があるかもしれません。相手を怒らせること、傷つけることを恐れているのでしょうか。それでもあなた自身の人生を守るために、NOを伝えることです。伝えることで相手を怒らせ、傷つけてしまったとしたら、それは境界線を引いたからではなく、あなたが感情をぶつけてしまったから。

本来、自分の感情の責任を取れるのは自分だけです。相手も同じです。あなたは自分の感情の面倒だけを見ること。嫌なら嫌、NOと言うことです。

NOと伝えるためには、インナーチャイルドを癒すことと、次の章の「関係性を癒すイメージセラピー」を実践してからがお勧めです。

不思議とイメージセラピーだけで問題が解決することもありますが、それでもNOを言う必要があれば勇気を持って、「私は嫌な気持ちになっているので、ごめんなさいね」と伝えてくださいね。相手によっては何度も伝える必要があったり、実際に距離を取る必要があるかもしれません。あなたの心の平和のために、ぜひ境界線を引きましょう。

第5章

気になる人との関係性を癒すイメージセラピー

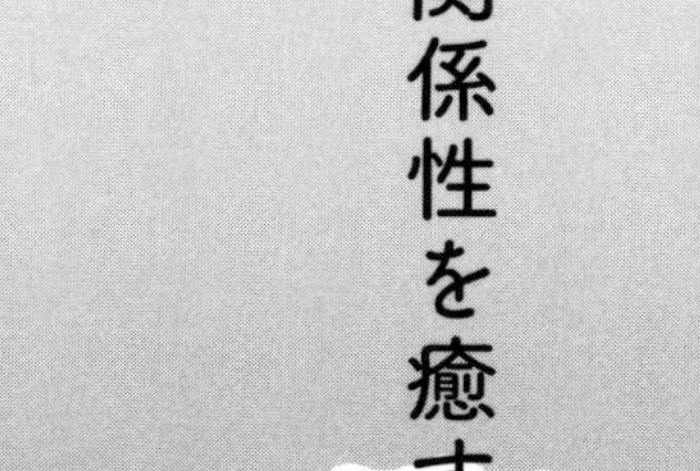

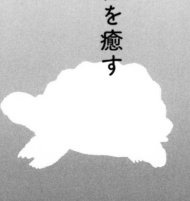

あなたは、人間関係はうまくできていますか？

親子、夫婦、パートナー、友人、職場、学校やご近所など、誰かと関わって生きていく以上は、違う環境、違う生い立ち、違う価値観・考え方の相手と交流するため、大なり小なりのトラブルは誰しもが経験することでしょう。

特に生きづらさを抱えている人は、人間関係を苦手とする人が多いようです。たとえ揉めごとなくうまくやれていたとしても、それはあなたが細心の注意を払い、気を使っているからで、ひとりになったらぐったり疲れて、「うまくやれたのかな」「怒らせてしまったかな」とネガティブな心の声が鳴りやまなかったり。

あの人の態度の意味は何？　自分はどう見られている？　相手の気持ちがわからなくてつらいなど、あなたには気になって仕方がない人はいませんか？

それは会社の上司、同僚、あるいは旦那さんや奥さん、恋人、家族、友人やご近所さんかもしれません。今現在、近しい人の場合もあれば、遠い過去に関わっていて、もう二度と会わない相手が今でもずっと気になっている場合もあるでしょう。

相手を気にしていても、本当の相手とはつながっていない

なぜ、そんなに相手が気になるのでしょうか。

あなたが誰かのことを気になって仕方がない理由は、幼い頃にあります。

あなたは幼い頃、まわりの大人の機嫌に振り回されていませんでしたか？　家の中が平和なところではなくて、怒られないか、怖い目に遭わないか、いつもハラハラ・ドキドキと、まわりの様子を観察していたなど。


過去の傷が癒えていないと、その時の関係性を無意識で現在の人間関係に投影して

しまいます。目の前の相手のことを理解しているつもりが、本当の相手とはつながっていません。勝手に過去のネガティブな思いや期待を乗せ、目をくもらせている状態です。

つらい過去の癒しには、ぜひインナーチャイルドのイメージセラピーを実践していただきたいと思います。気になる相手の本当の気持ちを知り、そして気になる人との関係性をよくするためには、この章の「気になる人との関係性を癒すイメージセラピー」が有効です。

わたしたちは集合的無意識でつながり合っている

自分は超能力者やすごい占い師でもあるまいし、相手の気持ちなんてわかるはずがない、と思われるかもしれません。ですが、誰かの気持ちを知ることは、実は本来、誰もが潜在的に持っている能力であり、わたしたちは根底では集合的無意識でつながり合っているので、知ることができるのです。

集合的無意識とは、分析心理学者のカール・グスタフ・ユングが提唱した人間の無意識の深層に存在する、個人の経験を越えた先天的な構造領域のことを表わします。あなたも虫の知らせとか、シンクロニシティ（共時性）などの不思議な体験をしたことがあるのではないでしょうか。

たとえば、遠く離れたおばあちゃんがある晩の夢に出てきたら、実はその時刻に亡くなっていたとか、ふと古い友人のことが気になっていたら電話がかかってきたとか、なぜか何度もばったり会う知人がいるとか――それがシンクロニシティです。

それ以外でも、地震の夢や直感で事故をまぬがれたなど、予知夢とか予言というと大げさですが、わたしたちは意識の深いところで、他の誰かや過去、未来とつながっているので、こんな不思議なことが起こるのです。

さて、「気になる相手との関係性を癒すイメージセラピー」では、その集合的無意識を使って相手とつながり、さらに相手の気持ちを深く理解していきます。

わたしは、実際のヒプノセラピーのセッションでよくこのワークを使っています。気になって仕方がない、わだかまりがあってつらい、といった相手と深くつながることで、クライアントさんは不可解にも思える相手の言動が理解できて納得されたり、普段は面と向かって言えないことを言うことでスッキリされたりします。

意識の中で和解をしたり、ほどよい距離感がつかめたりすると、不思議と実際の関係性もよいものに変化するようです。

セラピーの後に急に相手が優しくなっていて驚いた、彼とすごく仲よくなれた、苦手だった上司が部署異動でいなくなった、などの不思議で嬉しい話も聞きます。

相手を変えることはできませんが、集合的無意識でつながっているので、こうしたことは起きうる変化なのでしょう。

このイメージセラピーをする上でのルール・注意点

さて、このイメージセラピーは、とても効果があるのですが、同時に注意点もあります。ぜひご理解いただいた上で活用してくだされぱと思います。

①相手の気持ちを知る目的は、平和的な解決のため

なぜ、このイメージセラピーをするのかというと、あなた自身が心穏やかになり、平和的な解決法を探るためです。

相手の悪事を暴いてやろうという悪意やコントロール、こんな人が好きなのね、などという興味本位で相手を知ろうとするものではありません。

相手を深く理解し、相手を通じて自分を深く理解しようとすることです。相手の行動の裏にある、深い心の傷に気づいたり、ご自身が深入りし過ぎていたなど、対処の仕方に問題があったことに気づくためです。

相手の気持ちがわかったら、あとは愛と優しさを持って、理性的に相手に向き合いましょう。

大前提は、平和的な解決につなげるために、相手の気持ちを理解することです。

●②相手を通じて、自分を理解する

理解し難い相手の態度や感情は、あなたのシャドウ（影）かもしれません。シャドウとは、ユング心理学で「抑圧された欲求」や「認めたくないもうひとりの自分」などの意味を持ちます。

「あの人は真面目過ぎて嫌だなぁ」「遅刻ばっかりでわたしにいつも迷惑をかけてくる」「男に媚を売っているみたいであの態度は嫌」などの相手の苦手な部分は、実はあなた自身が持っているけれど、怒られたり、傷ついたりしたことから、自分の中で否定している側面（影、シャドウ）かもしれないのです。

あなたがその苦手な相手の気持ちや感覚を深く理解することは、自分を深く理解することとなり、本当の自分に出会うきっかけとなります。

●③伝える時は「アイメッセージ」で

このイメージセラピーでは、普段言えないことを伝えてみる場面があります。面と向かっては言えない、言うことが怖い、伝えることが恥ずかしい相手に対して、イメージの中だけですから、予行練習だと思って勇気を持って気持ちを伝えてみましょう。

伝えるコツは、アイメッセージ。アイメッセージとは、「I（わたし）」を主語にして自分の意思や要望を伝える会話テクニックです。ぜひ伝える時には、自分は相手に対してどんな「気持ち」なのか、相手との出来事や態度でどんな「感情」なのか、自分自身の深い気持ちを「わたしは……」と自分を主体にして感じて伝えましょう。

伝えることでスッキリしたり、あえて言語化することで相手に対する本当の気持ちに気づいたりするでしょう。時に、伝えることに恐れや申し訳なさ、恥ずかしさを感じるかもしれません。それでも気持ちを伝えてみることです。そして、集合的無意識を使い、相手の気持ちを感じてみてください。気持ちと気持ちでつながり合う時に、本当の理解が訪れます。

●④事実確認のためにするのではない

相手の意識に入るといっても、わかったこと、浮かんだ気持ちや言葉は、事実かどうかはわかりません。妄想や、自分が都合よく作り出したものかもしれませんし、言われてみればそうだとか、あながち間違っていないといった程度かもしれません。

自分の意識を媒体とするので、どうしても精度はぶれます。不思議とあなたや相手、または両方が心を開かない人だと、相手の気持ちは深くはわからないようです。

このイメージセラピーは事実確認のためにするのではありません。あくまでも相手の気持ちを理解する目的は、平和的な解決のためです。


前置きが長くなってしまいましたが、ここから、「気になる人との関係性を癒すイメージセラピー」です。

まず、この人の気持ちを知りたいという「気になる人」を決めてください。

近しい方でも、最近あまり会っていない方でも、もう会うこともない、亡くなられている方でも大丈夫です。

はじめてこのイメージセラピーをする時は、知りたい相手を心優しい人にするといいと思います。そして、浮かんだ言葉や感情はまずはジャッジせず、そのまま素直に受け取るのがコツです。

さぁ、おひとりになれる時間に、ゆったりできる空間をご用意ください。

TRACK 2

気になる人との関係性を癒すイメージセラピー

ゆったりと椅子に座り……目を閉じて……深呼吸からはじめていきましょう。

息を吸うごとに、美しいエネルギーが体に入ってきます。
息を吐き出す時には、ネガティブなエネルギーが出ていきます。

ひと呼吸ごとに楽になっていきます。
ただ、なんとなくそう感じるだけで十分です。

これから、10カウントします。
ひとつ数えるごとに、あなたはどんどん深い意識に入っていきます。
数えた時には、とても深くて心地よいリラックスに入っていますよ。

10、9……深いリラックスに……ぐんぐん入っていきます。
8、7……体の力が心地よくだらんと抜けていきます。
6、5……わたしの声に集中していると、まわりの音が全然気になりません。
4、3……そう、全身の力がゆるんで……
2……とても深いリラックスへ……

1……あとひとつ数えると、とても心地よいリラックスにたどり着きます。

0……


さあ、ではイメージをしましょう。

あなたは安全で守られた、あなただけの美しい草原にたどり着いています。

草原と聞いてイメージできるところでしたら、どんなところでも大丈夫ですよ。

どんな草原ですか？　どんな草が生えている？　音は聞こえますか？　お天気はどうですか？

ここは、あなただけの安心安全な草原です。

そして、このあなただけの安心安全な空間に……
あの「気になる人」を呼んでいきましょうね。

今から3つ数えると、あなたの目の前に、「気になる人」が来てくれます。
1、2、3……はい……目の前にいます。ほら、よく見ていきましょう……。
「気になる人」が目の前にいるつもりだけでも十分です。

さあ、「気になる人」は、どんな表情をしていますか？

では、あなたからその目の前の「気になる人」とお話をしましょう。

ここは安心安全な場なので、普段言えないことも素直に伝えることができますよ。

では、今度は、その「気になる人」の意識の中に入ります。
1、2、3……「気になる人」になりましたよ……なったつもりでもいいです。

「気になる人」の感覚を、そのまま受け取って……。浮かんだことが正解です……。

「気になる人」の目線で、あなたを見つめます……。どのように見えますか？

そして「気になる人」からあなたを見ていると……どんな気持ちや感情、感覚を感じますか？

「気になる人」が、目の前のあなたの言葉を聞いて、何を感じますか？

「気になる人」から、目の前のあなたになんと伝えますか？

では、３つ数えると、草原にいるあなた自身に戻ります。３、２、１、はい……

こうして「気になる人」になることで、さまざまな気持ちや思いを知ることができましたよ。わかって、どんな気持ち？

では、「気になる人」に、ここに来てくれたこと、話ができたことなど、感謝を伝えましょう。

その2人の元に、宇宙から祝福と癒しの光が降りてきています。

2人を癒す、強い、大きな光です……。光をイメージしましょう。
もし今、あなたの心の中に、ネガティブな感情や思いなどがあればこの光のエネルギーに任せて委ねて手放してしまいましょう。
すべてが光になっていきます……。

「気になる人」がたくさんの光を受け取って、ここから消えて、今の肉体に戻ります。本人は、宇宙からの光を受け取って癒されていきます……。

では、そろそろ現実に戻りましょう……。

今後は適切な距離感で「気になる人」と接することができますからね。

では、5カウントで、すっきりさわやか爽快に目覚めていきます。

1、2、3、4、5……さあ。目を覚まして、手や足をパタパタして起きましょう

……お帰りなさい。

大切な相手だからこその「距離感」

いかがでしたか？　イメージセラピーにより、深く理解し合えた、癒されたと感じられたなら幸いです。ですが、やっぱりわかり合えない相手だと気づくこともあるでしょう。関係性が近すぎると、いくら大切な存在や、助けが必要な人であっても、嫌になってしまうものです。

近すぎたら距離を取る、遠すぎたら歩み寄る。距離感を大切にすることは、相手との関係を長く続ける秘訣です。このセラピーの中で、どうしても仲よくなれない相手だとわかったら、ちょうどいい距離感を探してください。たとえば、会う頻度を減らす、あいさつ程度にしておく、時にキッパリ断ることも必要かもしれません。

距離感がうまく取れない相手に煩わされるのは、とても疲れるものです。この出来事を何かの学びだと思って、別の気の合う人を見つけて過ごしてみたりするといいでしょう。時間は大切ですからね。

column 5

平和的な道を歩むための、マインドフルネス

マインドフルネスに、どんな印象をお持ちでしょうか？　瞑想？　ヨガ？　難しい？　Googleなどの海外企業が取り入れている集中法？

マインドフルネス瞑想は、脳を活性化させたり、ストレスを溜めにくくしたり、集中力持続、仕事の効率を上げるためのツールとして医療や企業研修として取り入れられるなど注目を浴びています。

本来のマインドフルネスとは、瞑想でも、集中力を上げるためのものでもなく、仏教の八正道《はっしょうどう》のひとつ、正念《しょうねん》（マインドフルネス。欲望から離れて平和な思いを持つこと）です。

仏教は「幸せに生きるための科学」であり、マインドフルネスだけでなく、八正道が相互に関係し合っていて、すべてを実践することで、苦しみから解放されると説かれています。

八正道について簡単にお伝えしますね。

■八正道とは

①正見《しょうけん》（正しく真理を見ること）、②正思惟《しょうしゆい》（怒りや憎しみに左右されず、善い想いを広げていくこと）、③正語《しょうご》（嘘や悪口を言わず、正しい言葉を使うこと）、④正業《しょうごう》（殺生や盗みをせず、怒らない、欲張らないこと）、⑤正命《しょうみょう》（行儀正しく、規則正しく生きること）、⑥正精進《しょうしょうじん》（正しく悟りに向かって努力すること）、⑦正念《しょうねん》（欲望や怒りから離れ、正しい思いを持つこと）、⑧正定《しょうじょう》（正しく精神を集中して安定させること）

マインドフルネスの普及者として世界的に知られているのが、禅僧で詩人でもあった故ティク・ナット・ハン師。ベトナム戦争の最中、平和活動に貢献した方です。彼は、マインドフルネスの真髄とは、「怒りや憎しみ、恐怖を超えて、慈悲の想いで平和の道を歩むこと」と語っています。

マインドフルネスには呼吸法、歩く瞑想、食べる瞑想などがあります。まずは、静かに呼吸して、息に気づくこと。歩く時には何も考えることなく、ただ歩くこと。食べる時には、今目の前の食事をひと口ずつ味わいながら、感謝の気持ちを持って食べること。

日々、忙しさに巻き込まれていると、心を見失ってしまいます。

まずは立ち止まり、呼吸をして自分に深くつながると、心の内側の平和で美しい空間に気づくことができます。

マインドフルネスにより、あなたの心が平和でありますように。

第6章

体のサインを聞いて自分で体を癒すイメージセラピー

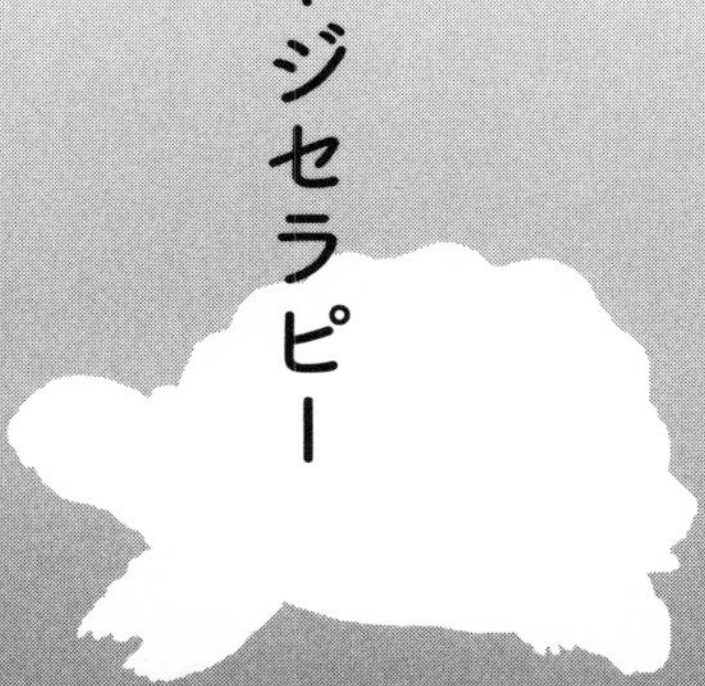

体の不調・症状は体からのメッセージ

『医師が行う「ガンの催眠療法」ＣＤブック——催眠腫瘍学にもとづく新たなアプローチ』（マキノ出版）の著者である、神奈川県のイーハトーヴクリニックの萩原優医師は、３０００例以上のがんの執刀をされた外科医です。萩原先生は、いくら外科手術や放射線治療を施しても治るのは半分でしかないことを憂いて、さまざまな手法を探したのちに「心が病気を作り出す」ことにたどり着かれました。

今では心（潜在意識）へダイレクトにつながる催眠療法を用いて、イメージによってがんを癒す臨床をされています。

医師であり、ノーベル平和賞を受賞したアルバート・シュバイツァー博士は、「わたしたち一人ひとりの中には、賢い医者が宿っていて、何をすればよいか、すべて知っている」と言っています。

わたしたち人間には、自分が抱えている病気や問題を自分で解決する能力「自己治癒力」が備わっています。本来は治療や薬に頼らなくても、自分自身を癒す力を持っているのです。

このイメージセラピーでは、その内なる賢い医者（自己治癒力）を使い、イメージの中で病気や症状を癒すことを促します。

イメージにはとても大きな力があります。実際にわたしの母は、手にできたイボをイメージの力で治しています。

わたしが小さい頃、母はよく近所の病院にイボの治療に行っていました。でも何度通ってもイボが消えることはなく、さらに増えていき、最後には医者にがんだと言われてしまったようです。それでも、気の強かった母は「あの医者はヤブに決まっている」と治療を一切やめ、どこで見つけてきたのか、潜在能力開発のカセットを毎日聞いて、2週間ほどでイボを治してしまいました。イメージにはすごい力があるのです。

ユニークなイメージで体を癒すイメージセラピー

次に紹介するイメージは、ちょっとユニークなものにしてみました。

なぜかと言うと、病気や体の痛みがあるときは、体の不調だけではなく心も折れてしまいがちです。医師の言葉やインターネット等の情報により、余計に頭が混乱したり、悲観的になってつらくなっている人もいます。

そんな時に「自分を見つめましょう」と言われても、冷静に見つめることは難しいかもしれません。


イメージしてみてください。

仙人みたいな白髪のおじいさんが、白衣を着ています。この方があなたのお医者様、小さなミクロドクターです。小さいのに抜群の洞察力があり、最新の知識と技術を持っています。治療は摩訶不思議な方法を使います。いつもニコニコ穏やかで優しいのですが、時々ずばりと言う時もあります。甘いものに目がなくて、奥さんには少し弱い、愉快なドクターです。

このユニークなミクロドクターがあなたの症状を診察して癒していくので、あなたはただ身を任せてイメージを楽しんで感じていればいいのです。

信じられなくてもまったく問題はありません。CDを繰り返し聞くことで、潜在意識はいつの間にか愉快でポジティブなイメージに変わっていくことでしょう。

多くの情報によって混乱していたのは、意識のなかでほんの10%だけを占める顕在意識の部分です。90%以上を占める潜在意識がポジティブなイメージになれば、病気の捉え方や向き合い方が変わり、自己免疫力も上がっていくことでしょう。

このイメージセラピーにより、病気や傷みが伝えたいメッセージを知ることができるでしょう。受け取ったらぜひ大切になさってくださいね。

ただし、このイメージセラピーは、あなたが今抱える症状の治療の代わりになるものではありません。引き続き、あなたの症状に合ったお医者様や治療者を探し求め、検査や治療、生活習慣の改善は続けてくださるようお願いします。

このイメージセラピーにより、あなた自身の状況、症状に対して肯定的に受け止めることができ、治療や手術を受ける際にも、信頼のもとに安心して受けることができるでしょう。

ここでの目的は心と体の癒しです。イメージが見えることや聞こえることにとらわれないことが大切です。最初は信じられなくても、何となくでも全然かまいません。

イメージセラピーによって、あなたの病気へのイメージが変わり、自己免疫力が上がり、体が本来あるべき健康な状態に戻ることを心から願っています。

TRACK 3

体のサインを聞いて、自分で体を癒すイメージセラピー

ゆったりとした姿勢になって、目を閉じましょう。
体の力を抜きながら、深い呼吸をしましょう。

ながーく、息を吐いて。
(約5秒)
今度は、ゆったりと息を吸って。
(約5秒)

このまましばらく呼吸に意識を向けましょう。

吐き出す時は、口角を上げて優しく微笑みながら吐き出しましょう。

息を吸う時には、遠くのアロマの香りを嗅ぐように優しく吸い込んで……
関係がない雑念が心に浮かんだら、そっと横において……
ただ呼吸に意識を向けましょう。

そのまま「光の呼吸」をしていきます。
空から神聖な光が降りそそぎ、あなたを照らしていることをイメージしましょう。

息を吸うごとに、その神聖な光が、頭の頂上から体の中に入ってきます。

そして、光は体の中をめぐって、
吐く息とともに、その神聖な光はオーラのように、あなたの体全体を包み込みます。

何となくそう感じるだけで十分です。

しばらくその呼吸を感じましょう。
あなたは完全に神聖な光で包まれて、守られています。

この光に包まれながら、安心して、リラックスして、身も心も光にゆだねて
もっともっと、意識の奥へと進みましょう。

さて、ここからはあなたの心と体を癒すスピリチュアルなお医者様「ミクロドクター」の治療がはじまります。

それはまるで、幼い頃に読んだ絵本や夢中になったゲーム、ワクワクしたSFアニメ……不思議なファンタジーの世界のようです。

あなたの目の前に、ミクロサイズの小さなお医者さまが現われてきますよ。
イメージしましょう。

そのお医者さまは、小さいのに白衣を着て、
白髪で、お髭が生えてかわいらしい風貌です。
小さいけれど腕は確かです。
どんな難しい病気も怪我も、症状も
不思議な力で治してしまう、名医です。

さぁ、今からドクターの治療がはじまります。
あなたもこっそり治療の様子を見てみましょう。

ミクロドクターは、あなたの口からトコトコと入って
あなたの抱える病気、痛みを抱えている場所の中にまで進んでいきます。
小さいので、どんなところだってぐんぐん入っていけるのです。

さぁ、たどり着きましたよ。

あなたの症状の場所です。
それは皮膚、骨、神経や細胞や脳かもしれませんね。
感じてみてください。
その患部はどんな状態でしょうか？
今は何もジャッジは必要ありません。感じたことが正解です。
その患部の色や形を見てください……どんな様子ですか？
音や声はなんと聞こえますか？
どんな気分がしますか？

さぁ、今からドクターの治療がはじまりますよ。
ドクターがあなたの患部に優しく触れるだけで
その部分がどんどんきれいな色に変わっていきます。
まるで虹色のようです。
さらに、ドクターは光輝く不思議な道具で治療してくれています。

手術しているような、薬を塗っているような……
あまりのまぶしさによく見えないけれど
その治療はとても優しくて心地よく
患部はキラキラ輝いて、
体の細胞が活性化していくのがわかります。
体が元気になっていきます。

体は本来の姿、元の姿、あるべき姿をわかっているようです。
ドクターが治療すると、ちゃんと修復され、
元に戻っていくようです。

いらない物は自然にはがれていくようです。
痛みがどんどん変化して、体が軽くなっていきます。

ドクターは嬉しそうに笑っています。

「ほら、どんどんよくなっていくね。奇跡的な回復だね。
もう安心していいね……」

ドクターの嬉しそうな笑顔を見ていると、
とてもうまくいっているのがわかります。

さらには、ドクターが今後のあなたの回復のために、大切なメッセージを伝えてくれています。食事、運動、生活習慣、意識のことなど……
なんと伝わってきますか？

さぁ、今日の治療は無事に完了しましたよ。

あなたから、ドクターへ、感謝を伝えましょう。

ドクターは、今日の治療がうまくいき、とても満足そうな表情をして、
来た道をたどり、あなたの口から出て、スーッと光となって消えていきました。

さぁ、あなたに神聖な光が降りてきて、すべてが光で照らされていきますよ。
1・2・3　サーッと。

光のエネルギーによって、
すべてが美しい光に変わっていきます。

その神聖な癒しの光をただ、見守っていきましょう。

このまま眠りにつく人は、この光とともに眠りにつきましょう。
目覚めの時には、心も体も軽く、穏やかな感情とともに、すっきりとしていま

すよ。

それとも、このまま起き上がる人は、深くて力強い呼吸を繰り返して
手を振って、少しずつ体を動かし、
完全に体が動くと感じたら、自分のペースで起き上がっていきましょう。

お疲れさまでした。

column 6

催眠療法士（ヒプノセラピスト）の選び方

この本ではヒプノセラピーの事例をいくつかご紹介しているので、実際にセラピーを受けてみたいと思う方もいらっしゃることでしょう。その際、多くの方はネットやスマホで検索されると思うのですが、サロンやセラピストを選ぶ際のコツを、わたしなりの視点からご紹介します。

①スピリチュアル過ぎない人

ヒプノセラピーはスピリチュアルな部分も兼ね備えていますが、実際にはとても現実的で、よりよく生きていくための、意識の変化が得られるセラピーだと感じています。視点がスピリチュアル過ぎず、バランスが取れている方がおすすめです。

②相談したいと思える人

セラピー前のカウンセリングでも、実際のセラピー中も、今まで誰にも話せなかったような恥ずかしい過去、悪いことをした経験、つらい記憶などが出てくることもあります。

話せると心は軽くなります。選ぶ際は、その過去を善悪の判断なく受け止めてくれそうな人がおすすめです。あとは、一般常識を押しつけない人、勝手に情報を漏らさない人など。

③自分に向き合い自己鍛錬している人

セラピストは、過去に傷ついた経験を抱えている人も多いようです。すべてを癒しきってセラピストになるのは不可能ですが、日々、自分の内面に向き合い、弱い部分やダメな部分を見つめている人は、先入観なく人を捉えることができて、その分、癒しが深いようです。あとは自己鍛錬していて、毎日を楽しみながらも丁寧に歩んでいる人は、安定していいセラピーをしているように思います。

とは言っても、なかなかあなたにピッタリのセラピストさんを探すのは難しいかもしれません。経験が豊富か、どんな資格を持っているか、予算が見合うか、依存させない人か、などを判断基準とするといいと思います。最後に大切なのはやはり直感です。相性もありますので、直感で「この人から受けたい！」と思う人を選んでいただきたいと思います。ですが、もしあなたが望む結果が得られなかったとしても、ぜひ催眠を悪いものだとあきらめないでほしいと思います。どうかあなたに合うヒプノセラピストによって、潜在意識の癒しが得られ、あなたらしい人生を歩めるようにと願っています。

第7章

集中力を上げる「没頭」のイメージセラピー

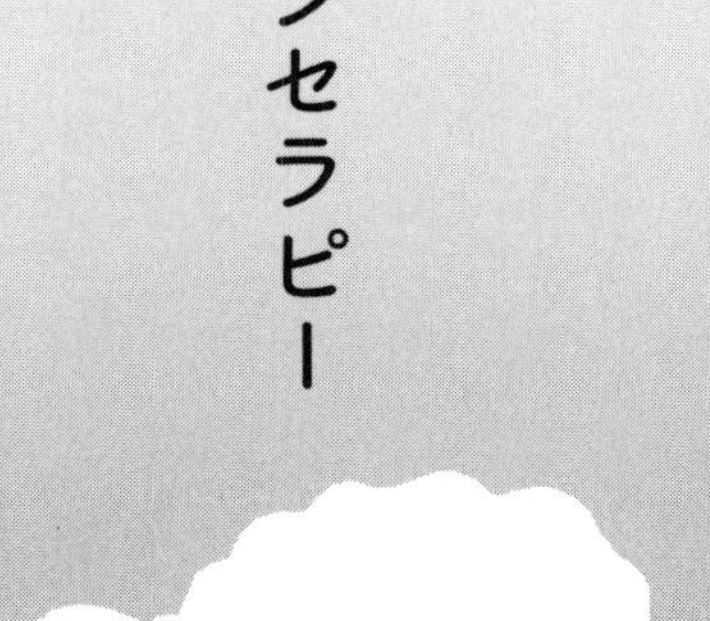

子どもの頃の没頭は快楽でした

あなたは、子どもの頃に時間を忘れて夢中になっていたこと、没頭していた時のことを、覚えていますか?

わたしは幼稚園の頃、ダンゴムシを探すのに夢中になっていました。自由時間になると、園の端っこの植木の下の土のところに行き、葉っぱの下に隠れているダンゴムシを見つけ、指で突ついたり、手に取っては小さなダンゴムシが丸まったり、逃げ出したりするのを夢中で見ていました。それが不思議で楽しくて。あの時の落ち葉の感触、湿った土の匂いを今でも覚えています。

母となってからは、保育園から帰った娘が自慢気にポケットからダンゴムシを出した時はギャアっとなりましたが、幼い頃はなぜかダンゴムシを探すのが好きでした。

他にも、幼い頃にはいろんなものに夢中になって没頭していました。幼稚園の頃は、リカちゃん人形、キャラクターの塗り絵。小学生の時には、リリアンという小さなプラスチックの筒の中に糸を通す手芸をしたり、お菓子作りを楽しんだり。いろんなことに没頭するのは、とても楽しい時間でした。そして没頭することは、実は子どもだけでなく、大人にとってても大切な時間なのだとわかってきました。

わたしたちの幸せに必要な、強みへの没頭

ポジティブ心理学者のマーティン・セリグマン博士は、心理的な幸福や満足感を感じられる「ウェルビーイング」の状態でいるために必要な要素を5つあげました。
その5つとは、**ポジティブな感情、エンゲージメント、人間関係、意味、達成**です。

この5つの要素についてては後の第9章でくわしくお伝えしますが、このうちのひとつである「エンゲージメント」とは、没頭とか集中であり、スポーツでは「ゾーン」とか「フリー」と呼ばれる超集中状態のことです。

わたしたちが幸せに生きるためには集中、没頭できる何かが必要なのです。それも好きなこと、得意なことへの没頭が。

あなたには、時間を忘れてしまうような好きなこと、得意なこと、没頭できることがありますか？　それに取り組んでいる時には、まるで活動そのものになるような、集中して溶け込むような時間。ただ楽しくて、どれだけやっていても疲れないどころか、心がスッキリしてストレス発散になり、もっと向上したくなるような何かがあるでしょうか？

それはあなたの強みであり、好きことに関わっていることでしょう。やらねばならないことや、したくないことではなく、あなたがやりたいこと、好きなこと、チャレンジしたくなることへの集中や没頭です。

生きづらさを抱えている人には、そのエンゲージメント（没頭）を諦めている人が多いようです。お金にならない、お金がかかる、時間の無駄、まわりに何か言われそう、この年でやるのは恥ずかしい、今さらやってもうまくならない、勇気がない、家族がいる……など、やらない理由は山ほどあるでしょうが、ずっとやりたかったことを抑えて、何年も、さらには何十年も経っている人もいます。

エンゲージメントに関するある研究では、1週間、毎日新しい方法で自分の強みで没頭できている人は、6ヶ月後には幸福度が上昇し、ストレスが軽減することが示されています。


ここでは、集中力を上げる「没頭」のイメージセラピーについてお伝えします。


あなたも集中力が以前よりも低下していることに気づいていることでしょう。

それはスマートフォンの普及による影響が大きいようです。

朝起きて、スマホで何気なくゲームやInstagramやTikTokを見ていると、平気で1時間くらいは過ぎますし、広告も自分の興味・関心に基づいたものが表示されるので、読んだり、買い物したりすると、あっという間に数時間が過ぎます。

スマホはわたしたちが依存しやすいように設計されているので、やりたいことに集中したくても、かんたんに時間を奪われてしまうのです。

スマホやYouTubeに集中しているからいいじゃない？　と思うかもしれませんが、スマホでは脳の前頭葉という部分をほとんど使っていないので、実は悪影響が強いことがわかってきました。スマホは没頭、集中ではなく依存です。

子どもは没頭の名人！　ソダテルラボの取り組みについて

わたしたちは幼い頃は、みんな没頭の名人でした。

ここで、愛知県長久手市のアートスクール、ソダテルラボさんの子どもたちの事例をお伝えします。

ソダテルラボは、40年間、独自で研究開発した「感性開発プログラム」によって、子どもたちの想像力と表現力を育んでいるアートスクールです。

子どもたちの絵や作品はダイナミックであり、どれも魂がこもり、感動するものばかりなのですが、支える教育方針は（先生方も）とても個性的で独特です。

子どもたちに、自然の中での遊びによって、体験と観察をさせることを重視し、特に描き方は教えず、「子どもは天才だから、芽が出るタイミングまで何年でも待つ」という方針により、「自ら没頭する」環境づくりをしているようです。

そこで育つ子どもたちは、自主的で思慮深く、個性的な才能を開花させていて、絵画のみならず、他の学力も上げているようです。驚くような進学先に進んだり、あえて不登校を選択する子どもたちもいるようですが、将来的に独自の感性で就職したり起業したりと、活躍している子が多いので驚きます。幼い頃のよい没頭が、ぶれない軸を作り出しているのです。

わたしも幼い頃に通えていたら、こんなに生きづらい人生にならず、楽しく好きなことができる大人になっていたのに、と思います。

子どもは没頭の名人です。もしもあなたが、したいことや好きなことがわからないと感じていたり、集中力が足りないと感じたりしているなら、このイメージセラピーで幼い頃に没頭していた時間を取り戻していただけたらと思います。

このイメージセラピーをすることのメリットは、幼い頃の「没頭」感覚を再体験することで、幼い頃に好きだったこと・したかったことを思い出すことができることでしょうか。

その幼い頃に好きだったことは、あなたの宝物として、本当のあなたらしさに気づかせてくれます。さらにはその好きなことへの没頭は、お仕事や、身の回りのことでも集中の感覚を取り戻せることでしょう。そして没頭により、あなたの直感力が上がる、ストレスが緩和されるといった効果が得られるでしょう。

思い出した「没頭」が今でもチャレンジできることなら、ぜひ試してみてください。きっと、懐かしくて楽しい気持ちが蘇ってくると思います。

没頭と依存は違います

注意点もあります。その「集中、没頭」と依存は、似ているようで、全然違います。

集中、没頭は、やりたくてたまらないもの。時間を忘れて取り組むことができ、挑戦となるもの。ストレスが緩和されたり、心身ともに健康になったり、同じように没頭する仲間たちとつながれるようなものです。

依存とは、止めたくても止められないもの。我を忘れているようで現実逃避であり、疲れ果てるような不健康なものであり、罪悪感や後悔などのネガティブな感情を伴うもの。さらには人に迷惑をかけたり、自分やまわりの人生が危ぶまれるものです。過度に課金するゲームや、行き過ぎた趣味、飲み過ぎ・食べ過ぎ、過度のスポーツ、異性への執着などが該当するでしょう。

依存する気持ちが強いなら、インナーチャイルドのイメージセラピーが役立ちますので、そちらから実践してみてください。ただし、ゲームやギャンブル、薬物依存などは精神疾患にあたります。専門の施設に相談する、全国にある自助グループとつながることをお勧めします。

では、今から、集中力を上げる「没頭」のイメージセラピーによって、幼い頃の集中、没頭の時間を思い出し、あの時のただ楽しい気持ちを思い出していきましょう。

TRACK 4

集中力を上げる「没頭」のイメージセラピー

では、ゆったりと椅子に座り……目を閉じて……深呼吸からはじめてください。
息を吸うごとに、美しいエネルギーが体に入ってきます。
息を吐く時には、ネガティブなエネルギーが出されていきます

呼吸とともに、リラックスが深まります。
呼吸とともに、自分の内側に深くつながっていることに気づいています。

ただ、なんとなくそう感じるだけで十分です。

では、イメージをしましょう。
あなたの目の前には、白くて大きな木の扉があります。

その扉の先は、あなたの幼い頃、若い頃の好きなことに没頭していたあの記憶につながっています。

場所は、自然の中やお家の中、お外や公園や、それとも学校かもしれません。

扉を開けると、あなたは、ひたすら没頭していた自分に戻ってもう一度あの時を、あの気持ちを追体験することができます。

あなたの潜在意識は覚えています。

では扉に手をかけて、あなたの手で開けましょう……
その時の、没頭していたあの記憶に戻っていますよ……。

そこはどこでしょうか？
何歳のあなたですか？

何をしていますか？
どんな気持ちですか？

しばらくその時のことを、ジャッジせずに感じましょう。
没頭は、大切な時間です。

何気ないことかもしれません、些細なことかもしれません。くだらないことかもしれません。
がんばったこと、一所懸命、取り組んだことかもしれません。

その好きなこと、したいことを、ひたすらする
心地よい時間をただ感じてみてください。

さぁ、どんな気持ちですか？　何に気づきましたか？

没頭を楽しんだ幼いあなたが、
今の大人の自分にメッセージがあるとしたら、何を伝えますか？

この没頭の集中力は、大人のあなたにもいいエネルギーをもたらします。

この集中のいい感覚を持って、
これからは、したいことを、あなたらしく楽しみながら
あなたの人生を歩んでいくことができますよ……。

だから安心してくださいね。
このまま眠りにつく方は、心地よい睡眠に入ります。
起き上がる方は、5カウントですっきりさわやか爽快に、目覚めていきます。
1、2、3、4、5……
さあ、目を覚まして、手や足をパタパタして起きましょう……。
お疲れさまでした。

column 7

ヒプノセラピストになりたい方へ

読者の中には、ヒプノセラピーを学びたい、セラピストになりたいと思っている方もいることでしょう。ヒプノセラピストは素晴らしいお仕事です。わたし自身もＯＬから一念発起してセラピストになって、もう15年。前は何をやっても満たされなかったのが、今は使命を果たしている感覚があります。気になったなら、まずは学んでみることをお勧めします。

どんな人がセラピストに向いているかというと、人の相談をよく受けたり、相手の気持ちや痛みがよくわかる優しい方、学びや癒し、スピリチュアルが好きな方でしょうか。カウンセリング、ヒーリング、ヨガなどを勉強された方は上達が早い印象がありますが、知識・経験ゼロでも素晴らしいセラピーをされる方もいらっしゃいます。

ヒプノセラピストを目指すとどうなるかというと、講座の過程で何度もセラピーを受けるため、まずは自身が癒されます。制限が外れ、自由で元気になる方が多いようです。その後、セラピストとして羽ばたく方もいれば、人生が好転し、結婚、妊娠、あるいは仕事での大抜擢により昇進した方もいます。あとは講座中に仲がよくなるようで、生徒さん同士で旅行を楽しんでいる話も聞きます。「好きを仕事にする」ことは楽ではありませんが、それでも夢を叶える過程は自立心を促し、ステージアップさせてくれます。

どんな資格を取るといいかというと、暗示療法と、退行催眠がいいでしょう。暗示療法で催眠の基礎が学べて、アメリカの団体の認定資格が取れます。退行催眠では、インナーチャイルド（年齢退行療法）と、前世療法を両輪で学ぶといいでしょう。学びが進んだら、スキルアップとして、体の声を聞く方法、未来のビジョンを見る方法などを幅広く習得することをお勧めします。実際のセラピーでは、本当にいろいろなことが起こります。クライアント様を傷つけることなく、深く癒しに導くセラピストになるには、知識と実践経験が必須です。

スクール選びは、講師が経験豊富で、思想が偏らず、相談しやすい人がいいでしょう。教室は練習会や勉強会を実施しているところがお勧めです。講師のスキルや実績も大切ですが、相性もとても大切です。まずはその講師からセラピーを受ける、ワークに参加するなどによって、実際に話してピンときた方がいいでしょう。はじめからそのスクールだけと決めず、幅広くいろいろな講師から学ぶと、セラピーの柔軟性につながります。

わたしは、セラピストは仕事というよりも在り方であり、「道」だと思っています。日々、自分に向き合い、一生涯にわたって知識を学び、技を磨き続けていく、魂が輝く「道」。

あなたもこの道を歩んでみませんか？

第8章

内なる守り神、ハイヤーセルフから メッセージを受け取るイメージセラピー

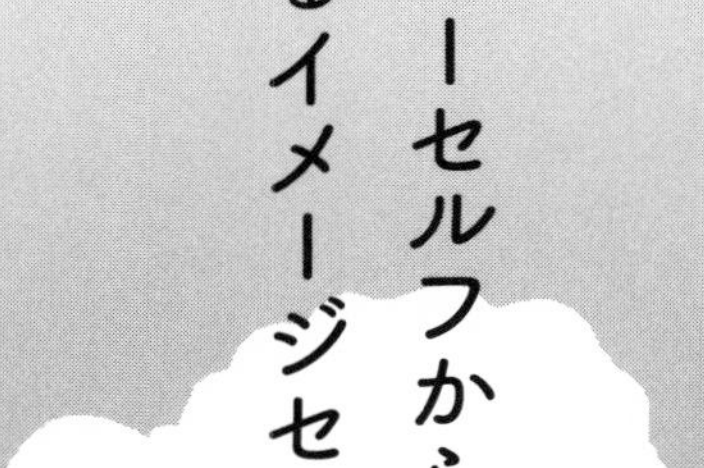

ハイヤーセルフとは、高次元の叡智ある自分のこと

ハイヤーセルフとは、高い次元から助言やアドバイスを与える自分の側面でもあり、内なるスピリチュアルな存在でもあります。あなたが今抱える悩みや迷い、葛藤は、ハイヤーセルフとつながることで、解決の糸口がつかめます。

この章では、ハイヤーセルフからメッセージを受け取るイメージセラピーをお伝えします。

スピリチュアルなことに対して、大好きという方もいれば、知りたい、よくわからない、どちらかといえば苦手、と思われる方もいるでしょう。

見えない世界は正解がないようなものなので、ちょっとわかりづらいかと思いますが、できるだけ理解しやすいようにお伝えしていこうと思います。

ハイヤーセルフは「高次元の自分」です。少し似ているのが、「メタ認知」です。自分自身を離れた視点から、自分が認知（思考や感情など）していることを客観的に把握することで、問題の解決を探る方法です。

ハイヤーセルフはメタ認知よりもさらに高い視点となります。普段の思考から外れて、より高い次元から自分を捉えることができるので、まるで内なる神様のように、スピリチュアル的にメッセージを受け取っていくことができるのです。

善なる自分として生きるため、高次元の存在とつながる

日本には「お天道様が見ている」という言葉があるように、日本人は太陽を神格化し、自分の行ないや善悪に対して、たとえ誰からも見られていないとしても、大いなる存在からは見透かされているから、身を正して助け合って生きましょう、という教えのもとに暮らしてきました。

これはハイヤーセルフを敬いながら生きることにつながります。

さらに、依存症に関わるお仕事の経験から知ったのは、依存症回復のために世界中で必ずと言っていいほど使われるプログラムの12ステップは、「ハイヤーパワー」という概念を使い、とてもスピリチュアル的であることです。

ハイヤーパワーとは、自分自身を超えた、自分よりも偉大だと認められる「力」のこと。依存症者は、対象にはまっている時には自己中心的で傲慢になっていて、すでに自分自身の力ではアルコールやギャンブルなどの行為を止めることができなくなっている状態なので、いったん自分の無力さを認めて、自分を超えたハイヤーパワーに身を委ね、善なる自分を目指し続けることで、回復がはじまっていくとされています。

世界中で文化や宗教、民族を超えて、よりよく生きるには、見えない神のような存在に畏敬の念を持ちながら善良に生きようとすることはとても大切なのです。

この章の、自分の内なる守り神、ハイヤーセルフからメッセージを受け取るイメージセラピーでは、あなたのハイヤーセルフに会い、存在を感じ、メッセージを受け取っていきます。

悩みや迷いの渦中では、思考や感情に乱され、ハイヤーセルフとつながれないと思っても、潜在意識の深いところでは、メッセージを受け取ることができるのです。わたしは、実際のヒプノセラピーの終盤で、よくこのハイヤーセルフのセッションを取り入れていますが、皆さん深い安心感に包まれて、生きるパワーをもらったり、今後の方向性がわかるなど生きる指針や答えを得られています。

体験してみないことには、この感覚はよくわからないと思うので、わたしが15年前に受けて印象的だったハイヤーセルフのセッションの話をお伝えします。

当時のわたしはOLから一念発起、セラピストになる資格を取り、練習を重ねていましたが、起業することが怖くてたまらず、「怖くて進めないけれど、どうしたらいいか」という質問を、ハイヤーセルフに聞いたことがありました。その時の内容です。

草原にハイヤーセルフを呼び出すと、姿は見えず、光のような存在だけを感じます。とても大きく、深くて、言葉にならないような圧倒的な大きな「愛」の感覚が伝わります。

「陰であり、陽である　生であり、死である
ひとつであり、宇宙であり、物質である
あなたは怖れがあるが、怖れがあると本質が見えない。
くもっていると、正しいものを見ることができない
くもりがなければ、いつもわたしを感じることができる。
愛しなさい、愛を受け取りなさい。
誰かになろうとしてはいけない。
わたし自身であることが大切だ。
急ぐ必要はなく、何も新しくする必要はない。
まわりの人の不調和を受け取る必要はない。
したいと思うことをして、したくないと思うことはしなくてもいい。
直感で、しなくていいものはわかる。
今からいい出会いがあり、気持ちをクリアにしていれば見分けることができる。
怖れは必要である、怖れは自分を守ってくれる。

そして、必要でない怖れは、行動によって取れていく」

まず、わたしは普段はこんな崇高なことを考えていないので驚きましたが、まさに私の深いところから出てきたメッセージとわかるような不思議な感覚。このメッセージ中に自然と涙が流れてきて、同時に答えになっていない、とも思いました。

怖れはどうやったら取れるかと聞いたのに対し、「怖れは必要。守ってくれている、行動によって怖れが取れる」とは……。

このメッセージは信じられないけれど、信じてみようとわたしは思いました。怖れがわたしを守ってくれるなら、怖れを取ろうと思わずに、とにかく行動だけは起こすことにしたのです。

セラピストになるための行動は、とても怖かったのですが、メッセージを自分に言い聞かせ、一歩一歩進むうちに、わたしの歩みの後ろに道ができた感じでしょうか。その延長線上に今のわたしがいるので、このメッセージは真実でした。

ハイヤーセルフのイメージセラピーを受ける際の注意点

さて、ハイヤーセルフのメッセージとは、「根源的、深い、温かく、シンプル」です。あなたがハイヤーセルフのイメージセラピーを受ける際の注意点をお伝えします。

●ハイヤーセルフから何を知りたいか、目的をはっきりさせることが大事

意識の世界は、インターネットのようなもの。検索エンジンに入れる言葉は、あなたの目的です。あなたがハイヤーセルフセッションを受けるのはどんな目的・意図なのかによって、出てくるメッセージは違ってきます。検索エンジンに言葉を入れないと、多すぎる情報で迷ったり、当を得ない答えが出てくるようなイメージです。

●ハイヤーセルフのセラピーは、占いではありません

ハイヤーセルフからの答えは、自分を通じてメッセージが得られるため、本当かど

うかはわかりません。占いのようにハイヤーセルフに頼る気持ちで、決めてもらおうと思っていると、うまく答えが出てこない場合もあります。

占いではありません。答えやメッセージが出てきたとしても、あなたの人生の選択によって、その答え通りにならない時もあります。

●ハイヤーセルフのメッセージは、「根源的、深い、温かく、シンプル」

ハイヤーセルフは、生死を超えて温かく見守るような存在なので、具体的なことはあまり教えてくれないようです。

逆に、具体的、なんだか脅しめいている、怖いなどのメッセージは、違う何かとつながっている可能性があります。場所を浄化して整えて、意図をはっきりさせてからまたトライしてみてください。

●他のイメージセラピーを受けた後などがおすすめ

心がニュートラルになった状態でつながったほうがいいので、何度か他のイメージセラピーを試した後や、インナーチャイルドの癒しの後など、心が軽くなった状態で受けるのがおすすめです。自分につながることがうまくなるからです。

●ハイヤーセルフのメッセージをあなたの人生に活かすことが大切

さらには、姿形や、メッセージが崇高だったり、実際にいる神様だからすごいとか、逆に紛い物だとも否定しないでくださいね。ハイヤーセルフのポジティブなメッセージをあなたなりに解釈して、あなたの人生にどう活かすかが大切です。

では、あまり身構えずに、音源に委ねるつもりで、ぜひイメージセラピーを楽しんでみてください。

TRACK 5

内なる守り神、ハイヤーセルフからメッセージを受け取るイメージセラピー

しばらく、長く深い深呼吸から、繰り返しましょう。
息を吸い込む時には、温かいエネルギーが体の中に入ってきます。
息を吐き出す時には、体の中のいらないエネルギーをすべて吐き出しましょう。
呼吸とともにリラックスが深まっていきます。

イメージしましょう。あなたの頭の上に、光の球が浮いているイメージです。
うまくイメージできなければ、光の球が浮いているつもりだけで、大丈夫です。

その光は、本来のあなたらしさに戻す、不思議で強力な癒しの光です……。

その球から、美しい癒しの光があなたに降り注いでいます。

あなたの体のまわりを、光はすっぽり包み込んで、あなたの皮膚が癒されています。


そして今度は、その光があなたの頭の頂上から、体の中にも入って来ています。

その光が脳の中に……そのまま顔全体に……今度は肩に……指先へと光は広がります。


そしてさらに、胸やお腹に広がって……さらには、背中全体に光は癒して……ほぐして、ゆるめて、リラックスさせながら……

お尻や、太ももや、ふくらはぎ、かかとやつま先まで光は癒しています……。


さあ、こうして、体のまわりに美しい癒しの光が広がっているから……

あなたの体の力は心地よくだらんと抜けて……もう、とても深いリラックスに入っています。

さぁ、こうして光に包まれているあなたの目の前に
あなたのハイヤーセルフを呼びましょう。

あなたのことを、いつも見守って導いてくれる、あなたの内なる神様がハイヤーセルフです。

ハイヤーセルフは、姿があるのかもしれません。
それとも、エネルギー体や光みたいに、姿はよくわからないかもしれません。
でも必ず来てくれます。

3つ数えると、あなたのハイヤーセルフが目の前に来てくれますよ。
1・2・3……さぁ、ハイヤーセルフの姿を感じましょう……。

なんにも考えないで、浮かんできたらそれが正解です。どんな姿ですか？

ハイヤーセルフは、あなたにメッセージを届けています。

メッセージは、聞こえてきたり、あなたの中から響いてきたり、ビジョンとして見えるかもしれません。

……どんなメッセージが伝わってきていますか？

あなたからハイヤーセルフに聞きたいことを、問いかけてみてください。

……どんな答えが伝わりますか？

ハイヤーセルフは、いつもあなたを見守って導いてくれています。

なので、これからいつでもハイヤーセルフに会って、メッセージやアドバイスを受け取ることができます。

ハイヤーセルフに感謝を伝えましょう……。

ハイヤーセルフに帰っていただく時間がやってきました。

けれど、これからは、ひらめきや直感でハイヤーセルフからのメッセージを受け取っていくことができます。

なので、安心してください。

このまま眠りにつく方は、いい気分で睡眠に入っていきます。

起き上がる方は、力強い呼吸を繰り返し、体を動かして現実に戻っていきましょう。

お疲れさまでした。

第9章

生きづらさから、あなたらしく歩む人生へ

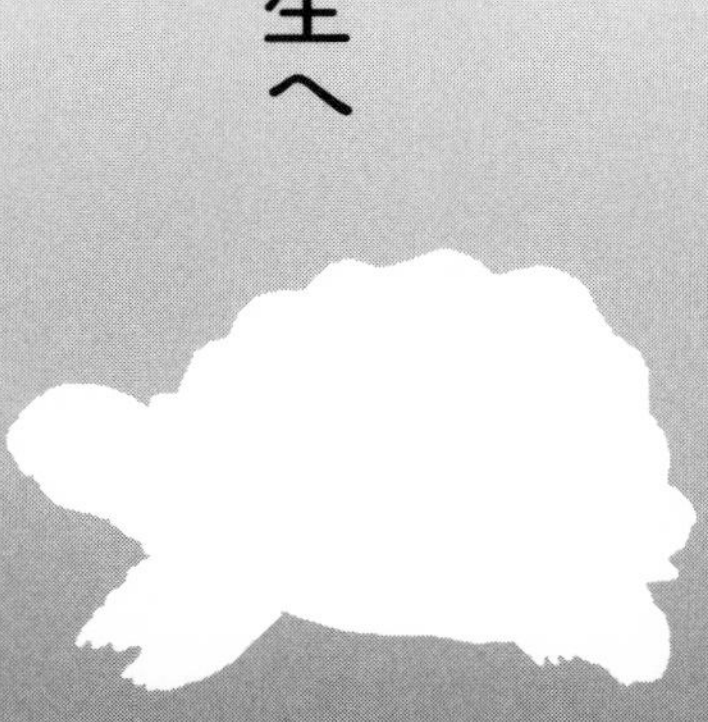

生きづらさから、わたしらしく幸せな人生へ

ここまでお読みくださって、ありがとうございます。

本書の冒頭で、「生きづらさの解消」とは、「生きづらさの原因である傷は癒すけれど、生きづらい自分を愛し、わたしらしく幸せに生きること」と定義をお伝えしました。

では、わたしらしく幸せに生きるとは、どういうことでしょうか？

まずは幸せの定義を知る必要があります。

戦後の日本においての幸せの定義とは、家、モノ、お金でした。焼け野原から立ち上がった日本人は、家や豊かにある食べ物、お金、社会的成功を渇望し、お父さんが家族を顧みずにひたすら働いて、お母さんはワンオペで育児をすることで家族を支えました。おかげで戦後の経済復興は急スピードで進みましたが、ご存じのように、たくさんの傷ついたインナーチャイルドを生み出しました。今やその経済も崩れてきています。

幸せとはモノやお金を得ることではなく、幸せ感であり、目に見えない感覚であり、その場限りではないものです。

たとえば、勝利した時、欲求が満たされた時、ゲームやお酒、セックス、ドラッグなどでも瞬発的にドーパミンが放出され多幸感が得られますが、それは刹那的です。もしもその後に不安や燃え尽きが残ってもさらに続けてしまうなら、ドーパミン依存です。その場限りの幸せを追い求めるのではなく、永続的な幸せ感が大切です。

幸せに生きるためのポジティブ心理学とは？

ポジティブ心理学のマーティン・セリグマン博士は、幸せについての条件を定義しました。

セリグマンは、アメリカ心理学会の会長を務めたこともあり、「学習性無力感」を提唱したことで有名です。

学習性無力感とは、どんな人でも長時間回避不能なストレス状態にさらされ続けると、「何をしても変わらない」ことを学習し、無気力になって期待感や意欲を失うことであり、それがうつ病にもつながると唱えました。

病気とまでは言えないけれど、人間関係や仕事でストレスを抱えている人は多く、その時に倒産や離別、怪我などで別のストレスに見舞われると、幸福度がぐんと下がる可能性があります。

うつ病の研究家だったセリグマンですが、「もっと多くの人を幸せにしたい」と、普通の人に研究対象を広げ、ポジティブ心理学を立ち上げました。

ポジティブ心理学の、幸せになるための5つの条件「PERMA」

うつ予備軍や、普通の人も含めて、今の生活をさらにいきいきとしたウェルビーイング（幸せ感や満足感が得られる状態）なものに導くために、ポジティブ心理学では、PERMA理論の5つの要素を提唱しました。

●ウェルビーイングを高めるPERMA理論とは？

①ポジティブな感情（Positive Emotion）
②没頭（Engagement）
③良好な人間関係（Relationship）
④意味合い（Meaning）
⑤達成（Accomplishments/Achievements）

この5つの要素を高めることで、わたしたちは本質的に永続的な幸せ感、充実感を得ながら人生を歩んでいくことができるようです。ぜひあなたの人生に照らし合わせ、積極的に取り入れてみませんか？

●ポジティブな感情（Positive Emotion）

前向きな感情や、よい感覚のことです。人生ではさまざまなことが起こりますが、捉え方が楽観的か悲観的かによって、人生は大きく変わります。物事を悲観的に捉えがちな人は、楽観的な人に比べて25パーセントも病気が多く、寿命も短い傾向にあるというデータがあります。どんな出来事にもできるだけよい面を見て、喜びや、楽しさ、感謝に意識を向けてみませんか？

●没頭（Engagement）

好きなこと、得意なことに夢中になって取り組んでいる時、時間の感覚がなくなり、自分の存在すらも忘れて没頭します。フローとか、ゾーンと呼ばれるような超集中状態です。その没頭の後はすっきりして、楽しくて、満たされて、もっともっとやりたくなる。そんな没頭できる何かがあり、それを人生に取り入れている人は幸せです。

それは誰かにやらされたものではなく、あなたの強みや得意なこと、好きなことへの没頭に限ります。楽器演奏や料理、手芸、お家のＤＩＹや、探究や研究かもしれません。１日に少しの時間でもいいですし、週に何度かでも構いません。永続的な幸せのために、好きなこと、したいことに没頭する時間を意図的に取りましょう。

●良好な人間関係(Relationship)

人との良好なつながりは、幸せの基盤となります。心から気の合う人、好きな人と、くだらないことやささやかなことで共感し、笑い合える時間は、人生を豊かにします。人間関係は煩わしい時もありますし、大人になると新しい人間関係を作ることに難しさを感じたりしますが、ぜひあなたから心を開き、心地よい人たちとの人間関係を作ってほしいと思います。趣味や好きなこと、推し活でもいいと思います。誰かを助けるような奉仕活動でもいいでしょう。利害関係がない人たちとの心から通い合える時間は、あなたに幸せをもたらします。

●意味合い(Meaning)

自分の人生に意味を見出している人は、幸せです。たとえ困難や病気に見舞われても、「きっとこの出来事には何か意味があるから、成し遂げるまでがんばる」と思えるので、生きる気力が湧いてきます。さらに言えば、自分のしていることが、誰かに貢献している、未来や大切な人の役に立っている、などと実感できると、「自分は特別な意味あることをしている」と思えて、モチベーションの源となります。

●達成（Accomplishment/Achievement）

自分や人にとって役に立つ、喜びとなるようなことへの目標を立ててクリアしようとしたり、誰にもできなかったことを成し遂げたりする時に、わたしたちは強く幸せを感じます。

このPERMA理論を意識して、積極的に取り入れることや、足りないところを強化していくことや、そのプロセスに、わたしたちはウェルビーイングという、永続的な幸せ感を感じます。少しずつでいいので、行動を起こしてみましょう。

あなたが持っている力は、偉大です

おかげさまでわたしは催眠療法士をさせていただく中で、潜在意識を癒すことによって、奇跡的に変化される方に、たくさん出会わせていただきました。

それはまるで、固く閉ざされたさなぎの皮を破って羽化する蝶のように、美しい姿だと感じます。

人間とは本当に偉大な力を持った存在なんだなぁといつも感動します。

セラピー後にクライアントさんから、その後の感想をお会いした時やメール等で伺うことがあります（セッション直後にこちらから個別にご連絡することは特にしていません）。だいたい1週間～1年後に「あれからこんな出来事がありました」などと聞くことが多いのですが、内容に驚くとともに、とても嬉しくなります。

・自信がないという感覚がなくなって、すごく気持ちが軽くなりました。普通の人ってこんなに楽な感覚なんですね

・いつのまにか、パニックの症状がなくなっていたことに気づきました

・長い間連絡を絶っていた母を誘って、先週食事に行きました。母があんなに優しい

顔で笑う人だったことにあらためて気づきました

・セラピー後から、見える景色の色が変わっているのです。以前はすべてがグレー色でした。世界はこんなに美しいのですね

・恋愛してもいいな、という気持ちがはじめて芽生えてきたんです。婚活のために、結婚相談所に通い出しました。しんどいこともありますが、がんばろうと思います

・肩こりが劇的に楽になりました。以前は、なんでも自分でやらなきゃって背負い込んでいたんですね

・「嫌です」と、会社で自己主張している自分自身に驚きました。それでも前よりもみんなとよい関係が築けています

・父に、「あの変なセラピーに行ってから、お前いい感じになったな」と言われ

（笑）、自分でも、自然といつも笑顔でいられるなって思います

・あの時、失恋でボロボロだったのに、半年後に彼ができて、バレンタインを一緒に過ごしました。毎日泣いていたわたしはもういません

・ヒプノを受けてからアトピーがよくなった気がします。心だけでなく体までも自分でいじめていたんですね

・仲違いしていた友人と偶然ばったり会ったのです。友人から「あの時はごめんね」と言われ、スーパーの中なのに2人で泣きました

これは、潜在意識を癒したことで得られた変化です。

皆さん以前は、悩んでもがき苦しみ、まわりの環境や、自分自身を否定していた方たちだったのです。いろんな方法を試してみても全然ダメだった人たちです。そのご本人たちが一番変化に驚いて、喜んでいらっしゃいます。

まれに、便秘が治った、お腹を下した、お酒を呑んで気分が悪くなるようになった、妻とケンカをするようになった……など、ヒプノが要因なのかな？　と言うか、状態が悪くなっているんじゃないの？　とドキドキするご報告をいただくのですが、皆さんそれぞれ本来の姿に戻るために必要だと捉えてくださっているようで、ホッとします。下痢をして喜ばれるなんて……。

いったん変化を体感をされると、その後つらい出来事に遭遇した時も、以前よりも捉え方がポジティブに変わるようです。人や周囲のせいにすることなく、この状況は自分に何を知らせたいのか？　何を学ぶべきなのか？　と意識がおのずと切り替わるようです。

潜在意識を癒すことで得られる変化は、感動的だなぁっていつも思います。

「おかげで今の自分があります」と過去の肯定がはじまり、「つらい過去も必要でした。その経験が今、活かされています」と、嫌な出来事すら自分を輝かせる手段だと捉えられるようになって、以前よりもずっとスムーズに人生を歩んでいかれるのです。

わたしはこの姿を見たとき、いつも思います。

人の持つ力は果てしなくて、人生には無駄な出来事など何ひとつ存在していなくて、自らを成長させるためにつらい経験を選んで、愛に生きるために命を持って生まれきて、学び続けるために輪廻転生しているんだろうな、と。

わたしは「神様」は見たことがないのでよくわかりませんが、確かに何か叡智ある存在はいて、わたしたちは生かされてここにいるんだな、そして、それはとてもステキなことだなぁと思います。

だから、あなたが今、生きづらいと感じていても、どうか自分をあきらめないでほしいな、と思います。ほんの少しだけでいいので自分の力を信じてほしいな、と思います。

もしあなたが今、生きづらさを抱え、嘆き苦しんでいたとしても、そんなあなたをどこかで優しく見守っている見えない存在はいます。そして、いつか過去のすべての経験が「これでよかった」と思える日がきっときます。

それをただ待つのではなく、いつかのその日を期待して「これでよかった」にするために、今この瞬間からできることをしていただきたいな、と思います。

人はいつでも変われます。

あなたが本気で変わりたいと思った時、幸せになってもいいと思った時、潜在意識を癒すことで、根底から変わることができると確信しています。

ダメダメだったわたしに変われたのですから、あなたは大丈夫です。

どうか、あなたらしい人生を歩まれることを、心から願っています。

つたない文章に最後までおつき合いいただき、ありがとうございます。

いつかあなたにお会いできますように。

おわりに

2023年末、『生きづらさを解消するイメージセラピーCDブック』最新版刊行のお話をいただいた時、飛び上がるほど嬉しかったのと同時に、「書き直したい」と心から思いました。初版は2015年です。9年も経つと、わたし自身が変化しています。

「せっかくの機会。生きづらさを抱えた人のお役に立つよう、全力を出し切ろう」と手直しをはじめたら、半分ほど書き換えることになり、音源もすべて録り直しました。同文舘出版の編集の竹並さんにはご無理を引き受けていただき、本当に感謝です。

わたし自身がとても生きづらい人生を歩んできた中でヒプノセラピーに出会い、解消する中で、すっかり魅了されて今ではヒプノセラピストになっています。自分の一番の悩みが、自分の一番の強みになっているのですから、人生とは不思議で素敵だなと思います。

前著から変わったことといえば、個人セッションがメインだったのが、今はヒプノセラピストを育成する講師業の割合が多くなったことでしょうか。

「先生をするなんて、本当に苦手だな〜」と思っていましたが、この素晴らしいヒプノセラピーができる人がもっと増えたら、身近に信頼できるセラピストがいたら、もっと世界が平和になるのでは？　と思い、2016年から養成講座をはじめています。今では、生徒さんたちの感性豊かな素晴らしいセッションを見ることが嬉しくてたまりません。成長する姿を心から喜べるので、先生業とはなんと幸せで、これも自分の強みの1つなのかな、と思えるようになりました。

今のわたしの願いは、全国にある郵便局や銀行ほどに、ヒプノセラピストさんが増えて、困った時に気軽に相談できて、心を癒し、本当の自分になり、平和な世の中が広がっていくことです。

まだまだ、やりたいことは山ほどありますが、気張らず、自分のペースで歩んでいこうと思っています。

本書を出すにあたり、多くの方のお力をお借りしました。

クライアントの皆さまに感謝です。セッションでは、ご来談される方の人生に向き合う勇気、涙、生きる力にいつも圧倒されます。その癒しの体験談が、文章（もちろん、ほんの欠片ですが）として表現できるのですから、これほど嬉しいことはありません。

生徒さんたちに感謝です。みんな気持ちのいい、思いやりのある、優秀で素晴らしいセラピストさんばかりです。先生だからとわたしを崇めることなく、自分を探究し、癒し、自分で考えて行動できる人が多いと感じます。これからもヒプノセラピーでの体験を通じて、たくさんの方々の心と魂を解放していってくださいね。

今回、共依存のコラムでご協力いただいた一般財団法人ワンネス財団の池田秀行さんは、依存症の勉強を通じて大変お世話になった方です。池田さんの薬物依存症の経験とそこからの回復、その後のスタッフの1人としてのご活躍のお話は感動的で、どんな状況でも人生をやり直すことはできると教えていただきました。ぜひ皆さんにもその生きざまに触れてほしいと思い、無理を言って取材させていただきました。池田さん、本当にありがとうございます。ご家族や身近な方、ご自身が依存症で困っている方は、ぜひ一度ワンネス財団に問い合わせてみてください。

「没頭」について取材させていただいた、愛知県長久手市の造形教室ソダテルラボさん。そこに通う子どもたちが、それぞれ独創的でダイナミックな絵や作品を作っていて、自分で考えて生きる力が育まれていると感じます。わたしも幼い頃に通えていたら、もっと生きやすかったのに……と思える素晴らしい造形教室をされているので、紹介させていただきました。公私ともに仲よくさせていただいている名川敬子先生は、命の恩人でもあります。いつも本当にありがとう。

音源作成については、アイズミュージックアカデミー金山校の後藤さんに、前回に引き続き、大変お世話になりました。

わたしのボイトレの講師であり、ヒプノの生徒さんでもある、ペリカンミュージックの愛実先生に声の指導をしていただいたことで、安心してイメージセラピーの音源を作ることができました。本当にありがとうございます。

他にも娘の帆菜、家族や仲間、友人たち、命を救ってくれた人、わたし自身の体さんや、見えないハイヤーセルフなど、ここに書ききれないほど、たくさんの方々に支えられて本書を出すことができました。心より感謝しています。

そして、最後までお読みくださった読者の皆さまに、心より感謝申し上げます。どうかご自愛なさって、あなたがいつまでも健やかに過ごせますように。

2024年5月

紫紋　かつ恵

●参考文献

『前世療法　米国精神科医が体験した輪廻転生の神秘』（ブライアン・L・ワイス／PHP文庫）
『がんの催眠療法―医療現場におけるスピリチュアルケア』（萩原優／太陽出版）
『前世療法の奇跡――外科医が垣間見た魂の存在』（萩原優／ダイヤモンド社）
『サイモントン療法―治癒に導くがんのイメージ療法―』（川畑伸子／同文舘出版）
『インナーチャイルド　本当のあなたを取り戻す方法』（ジョン・ブラッドショー／NHK出版）
『ポリヴェーガル理論入門：心身に変革をおこす「安全」と「絆」』（ステファン・W・ポージェス／春秋社）
『なぜ私は凍りついたのか：ポリヴェーガル理論で読み解く性暴力と癒し』（花丘ちぐさ他／春秋社）
『ポジティブ心理学の挑戦　〝幸福〟から〝持続的幸福〟へ』（マーティン・セリグマン／ディスカバー・トゥエンティワン）
『実践ポジティブ心理学　幸せのサイエンス』（前野隆司／PHP新書）
『愛着障害　子ども時代を引きずる人々』（岡田尊司／光文社新書）
『セラピストのためのバウンダリーの教科書：〝あの人〟との境界線の引き方』（山本美穂子／ビーエービージャパン）
『共依存症　いつも他人に振りまわされる人たち』（メロディ・ビーティ／KODANSHA SOPHIA BOOKS）
『共依存――苦しいけれど、離れられない』（信田さよ子／朝日文庫）

本書の音源を
スマートフォンやパソコンから聴く方は
こちらのウェブサイトにアクセスしてください。

https://ikizurasa2.info

パスワード：53152

著者略歴

紫紋かつ恵（しもん　かつえ）

公認心理師、催眠療法士（ヒプノセラピスト）、シモンヒプノセラピー代表、ヒプノラーニングセンター代表、米国催眠療法協会認定インストラクター、潜在意識を癒す専門家

1971年生まれ。幼い頃から生きづらさを抱え、極度の緊張と赤面症、社交不安障害など心の問題解決のために受けた催眠療法により人生が好転したことから、一念発起しセラピストとして独立開業。現在は名古屋の名東区で、催眠療法専門サロンとして心の癒しを提供し、催眠療法スクールでセラピスト育成に努めている。「現実が変わりだすヒプノセラピー」をモットーに、見えない潜在意識だからこそ結果にこだわるセラピーを心がけ、2024年で開業14年、4,000人以上に催眠セラピーの実績がある、中部No.1の催眠療法サロンを運営している。国内外、男女問わず相談を受けており、年齢層は10代から80代まで、男女比は3:7、相談内容は人間関係、仕事、今世の使命、お金、体のこと、恋愛、未来のことや前世、胎児期、スピリチュアルなど幅広い。催眠に入れない方は100人にひとり程度で、8割は涙して、6割は号泣する。

メール：info@shimon1.com　　ホームページ：https://www.shimon1.com/
ヒプノセラピー体験談ブログ：https://hypno-taiken.com/
ヒプノラーニングセンター：https://hlcjapan.com/

最新版　生きづらさを解消するイメージセラピー
—セラピー音声付き—

2024年7月2日　初版発行

著　者 —— 紫紋かつ恵

発行者 —— 中島豊彦

発行所 —— 同文舘出版株式会社

東京都千代田区神田神保町1-41　〒101-0051
電話　営業03（3294）1801　編集03（3294）1802
振替00100-8-42935
https://www.dobunkan.co.jp/

ISBN978-4-495-53152-2
印刷／製本：萩原印刷
Printed in Japan 2024